Gerhard Bruns

Gesundheit
Die Macht der Gedanken
Ich helfe mir selbst!

Grundlage für dieses Buch war mein Vortrag, der beim Butjadinger Forum Naturheilkunde und Medizin gehalten wurde.
Das Forum besteht seit 2003
(www.butjadinger-forum-naturheilkunde.de)

Gerhard Bruns, Heilpraktiker, Dipl. Ing.

Gesundheit

Die Macht der Gedanken

Ich helfe mir selbst!

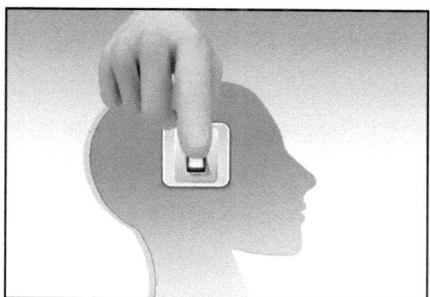

Impressum

© 2016

Herstellung und Verlag:
BoD – Books on Demand, Norderstedt
ISBN 9 783741 299032

© Gerhard Bruns

Haftungsausschluss:

Die Aussagen in diesem Buch basieren auf dem Wissen und den praktischen Erfahrungen des Autors. Das Buch wurde nach bestem Wissen und Gewissen erarbeitet und stützt sich auf die angegebene Fachliteratur. Im Vortrag sind Verkürzungen unvermeidlich. Im Zweifelsfall ist in der angegebenen Literatur nachzulesen. Es soll angeregt werden, selbst Verantwortung für die eigene Gesundheit zu übernehmen. Dazu gehören insbesondere Informationen und ein Querchecken. Im Zweifel, bei Bedenken zu verschiedenen Aussagen oder bei Kurreaktionen, die allein schon bei Umstellung des Lebensstils eintreten könnten, sollte ein erfahrener Arzt, am besten ein Mayr-Arzt, ein Heilpraktiker oder ein Arzt für Naturheilverfahren konsultiert werden. Der Autor weist deswegen darauf hin, dass er für Selbstbehandlungen keine Haftung übernehmen kann.

1. Auflage Oktober 2016

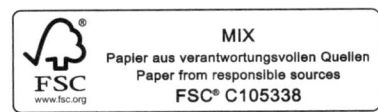

Inhalt

Vorbemerkung

Einleitung

Zusammenhang „Körper und Geist"

Verblüffende Experimente, wie sich Gedanken, Informationen, auf unseren Körper auswirken.

Positive Gedanken haben zu können, hat mit Wissen zu tun.

Gesund oder krank? – Gegensätze oder zwei Seiten derselben Medaille?

Warum ist Krankheit nicht immer ein Unglück, sondern manchmal auch ein Segen?

Wie kann ich mit der Kraft meiner Gedanken das Gesundheitsgeschehen in meinem Körper fördern?

Kleine Zusammenfassung

Bauchgefühle

Die Kraft unserer Gedanken – Heilung durch Autosuggestion

Nachwort

Abbildungen

Quellenverzeichnis und lesenswerte Literatur

Über den Autor

Vorbemerkung

Als wir im Jahre 2007 zum 60sten Geburtstag meiner Cousine Gisela in die Schweiz eingeladen wurden, lernten wir das Ehepaar Werner kennen. Meine Cousine wollte mich, den Heilpraktiker und Dipl. Ing. mit einem bemerkenswerten Menschen aus ihrem anthroposophischen Freundeskreis bekanntmachen, der ebenso wie ich in Braunschweig studiert hat: Dr. Michael Werner, viele Jahre Betriebsleiter eines in der Krebsforschung tätigen Instituts in Arlesheim/Baselland.

LICHTNAHRUNG

Meine Cousine hatte uns schon vorsorglich darauf hingewiesen, dass Dr. Werner beim Festmenü keinen Bissen zu sich nehmen würde. Er würde schon seit Jahren ohne feste und flüssige Nahrung leben. Wenn ich diesen Menschen nicht persönlich kennen gelernt hätte, wäre es mir schwergefallen zu glauben, dass möglich ist, so viele Jahre nur mit „Licht, Luft und guter Laune" leben zu können. Dr Werner sah weder krank, leidend noch abgemagert aus, sondern vital und leistungsfähig.

Als ebenfalls ausgebildeter Heilpraktiker seit 1980 wurde ich während meiner Ingenieurstätigkeit öfter erstaunt angesprochen, wie sich denn Naturheilkunde mit den Ingenieurswissenschaften vertrage. Das konnte ich gut erklären. Aber dass ein Mensch viele Jahre und ohne feste oder flüssige Nahrung leben kann, ohne Schaden zu nehmen, veranlasste mich das Buch von Dr. Werner, „Leben durch Lichtnahrung", 2007 sofort zu kaufen und eingehend zu studieren.

Sein Buch liefert einen Erfahrungsbericht, bei dem es darum geht, „das scheinbar Undenkbare zu denken", den Paradigmenwechsel in den Naturwissenschaften, insbesondere der Physik, deutlich zu machen.

Folgende Sätze aus seinem Buch finde ich im Hinblick auf das Thema „Gesundheit – Die Kraft der Gedanken" besonders interessant:

- Materielles kommt nur durch Verdichtung zustande
- Jede Materie ist kondensiertes Licht
- Materie ist ihrem Wesen nach Licht
- Alle Stoffe gehen aus Licht hervor durch Verdichtung

- Lichtnahrung ist nicht neu, es gibt viele Menschen, die ohne feste und flüssige Nahrung leben
- Letztlich leben wir alle mehr oder weniger von Licht (meistens über den Umweg der Pflanze, die das Licht assimiliert, in Zucker und andere Stoffe umwandelt

- **Ohne Licht kein Leben! Wenn das so ist, dann kann man diese Lebenskraft direkt aufnehmen, wie Werner beweist.** Der Umstellungsprozess dauert 21 Tage lt. Dr. Werner

- Wie funktioniert der Prozess? „Es geht von selbst. Voraussetzung: man muss daran glauben. Besser gesagt: man muss sich dem öffnen, man muss das Vertrauen dazu haben," so Werner

Einleitung

Die Anregung zu diesem Thema habe ich von einer Dame aus einem Landfrauenverein bekommen. In einem Gespräch dazu fiel insbesondere ein Stichwort, das diejenigen, die zur älteren Generation gehören, zunehmend beschäftigt: „Wie schaffe ich das noch alles?"

Die Bundeskanzlerin hat diesen Satz bekanntlich anders formuliert. Sie fragte nicht, sondern sagte: Wir schaffen das!"

Die beiden Sätze unterscheiden sich also wesentlich. Der erste Satz war eine Frage: Wie schaffe ich das? Und die Bundeskanzlerin war sich sicher in ihrer Aussage: „Wir schaffen das!"

Die Landfrau fügte ihrer Frage allerdings zwei wichtige Wörter hinzu: „Wie schaffe ich das **noch alles**?" Sie deutete damit an, wie schwer und wie groß die Aufgabe ist. Es ist auch die Sorge zu erkennen, ob genug Kräfte vorhanden seien.

Derartige Sorgen können unser Unterbewusstsein beschäftigen und sich ausbreiten. Man zweifelt an sich, ob man alles richtig gemacht hat. Alltägliche kleine Unfälle passieren: eine Vase fällt um, man schneidet sich in den Finger, ein Haushaltsgerät funktioniert nicht mehr und man zieht doch immer an der falschen Gardinenschnur. Negative Gedanken können sich auf diese Weise zunehmend festsetzen.

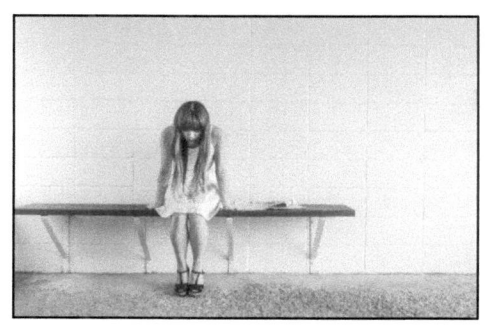

Wir fühlen uns vielleicht wie auf einer Rutsche, von der man nicht so einfach runtersteigen kann.

➢ Wie kommen wir aus dieser Abwärtsspirale heraus?

> Wie verhindern wir, dass die negativen Gedanken überhand nehmen?

Negative Gedanken hat jeder einmal, das wissen wir alle. Das ist normal. Jeder Mensch macht sich irgendwann Sorgen. Das ist eine positive Eigenschaft. Das Wort „Sorgen" ist z.B. im Wort „versorgen" enthalten, jemanden versorgen, sich um jemanden kümmern. Das ist positiv, man tut etwas, ist aktiv.

Sich aber „grundlos" Sorgen zu machen, sich Sorgen zu machen, ohne aktiv sein zu können oder aktiv sein zu wollen, sind diffuse negative Gedanken, die man aufspüren und entlarven sollte.

Sorgen können unser ganzes Leben betreffen, unsere Gesundheit, unsere Familie, unseren Beruf, unser finanzielles Auskommen, generell ist unsere „Innen- und Umwelt" betroffen.

Das ist normal. Negative Gedanken gehören zum Leben ebenso dazu wie positive.

Allerdings gibt es heutzutage einen ganz anderen, einen modernen Trend, den man mit folgenden Überschriften benennen könnte:

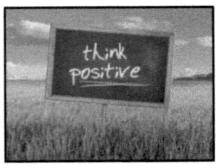

- Du musst positiv denken!
- Positiv denken lernen
- Gute Laune, 10 Tipps!

Negative Gedanken stehen hiernach geradezu wie Teufelszeug auf dem Index.

Wir beobachten in der Tat in vielen Bereichen eine „Alles ist Gut-Welle". Schon in der Grundschule sind alle Zensuren gut und wenn sie schlecht sein sollten, dann sagt man es eben nicht, sondern man schreibt eine Softie-Beurteilung.

Alles positiv zu sehen, alles positiv auszudrücken, das ist die moderne Botschaft! Kurzgefasst: Wir haben es mit einer „Positiv- Welle" ungeahnten Ausmaßes in allen Bereichen unseres menschlichen Lebens zu tun. Positives Denken löst angeblich seelische, gesundheitliche und finanzielle Probleme.

Ist das so einfach?

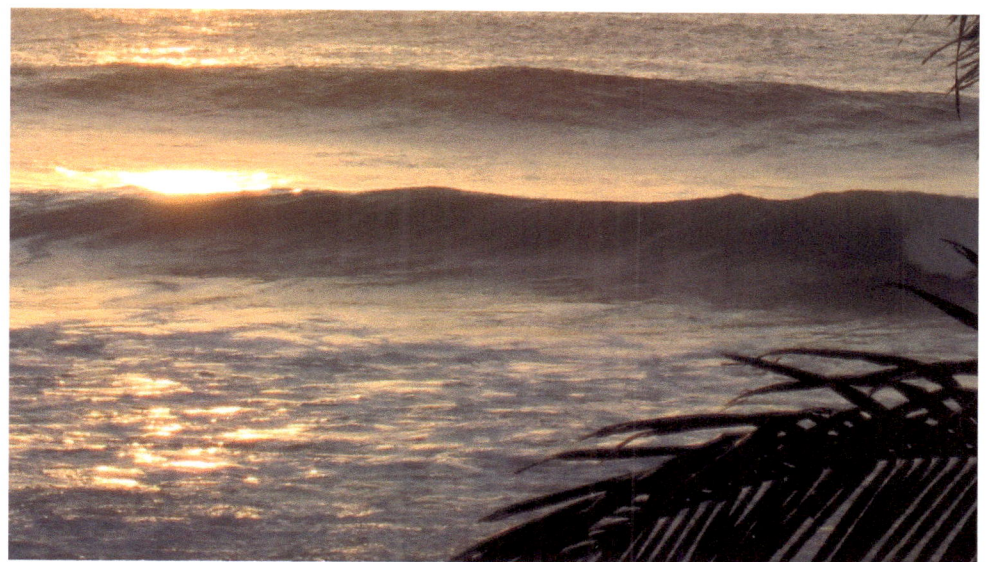

Nach der modernen Physik, der Quantenphysik, könnte man auf die Idee kommen, dass negative und positive Gedanken ein und dasselbe sind. Deswegen könne man negative Gedanken nicht einfach „abstellen" oder ausradieren. Doch davon später!

Es wird oft propagiert: Denke positiv! Man kann es täglich lesen. Aber man kann seinen Gedanken so einfach nicht befehlen: Ihr schlechten Gedanken, ihr bleibt jetzt weg, ihr guten kommt herbei!

Was uns heute interessiert, ist die Frage:

> ➢ Gibt es eine solche Kraft oder eine solche Macht der Gedanken, die uns hilft gesund zu bleiben bzw. gesund zu werden? Können Gedanken unsere Gesundheit beeinflussen?

Im Internet gibt es sehr Hinweise zum Thema „Die Kraft oder die Macht der Gedanken. In der medizinischen Fachliteratur wird das Thema nicht behandelt. In der Rubrik „Medizinstudium, Allgemeinmedizin, 2. Studienabschnitt" findet man nur Fachbücher zur „körperlichen Materie".

Allerdings hatte ein Buch unter den Medizinklassikern eine bemerkenswerte Sonderstellung:

„Kein Befund und trotzdem krank"

Der Untertitel irritierte mich dann allerdings. Er lautete:
„Mehr Behandlungszufriedenheit im Umgang mit unklaren Körperbeschwerden bei Patient und Arzt"

Auch in der psychologischen Literatur habe ich kaum Bücher gefunden, die fachlich auf den Zusammenhang von „Gesundheit und die Kraft der Gedanken" eingehen.

Jedenfalls wird klar: Weder die Medizin noch die Psychologie bieten uns auf den schnellen Blick bei unserem Thema eine schnelle Hilfe an.

Dabei wird immer von Körper und Geist, Leib und Seele gesprochen.

Die Medizin unterscheidet aber deutlich zwischen körperlichen und psychischen Krankheiten und behandelt Menschen nicht als Einheit, sondern untersucht getrennt auf körperliche Symptome oder psychische Krankheiten und therapiert in der Regel auch getrennt.

Körper und Geist

- Die Medizin unterscheidet deutlich zwischen körperlichen **oder** psychischen Krankheiten

- Die Medizin behandelt Menschen **nicht als Einheit**, sondern untersucht **getrennt** auf körperliche Symptome oder psychische Krankheiten.

Wenn wir uns krank fühlen, gehen wir zum Arzt oder Psychologen. Vielleicht doch nicht zum Psychologen? Zum Psychologen geht man im Allgemeinen, verständlicher Weise nicht so gerne, denn unter „krank sein" versteht man meistens, und zuerst, das körperliche Kranksein.

Meistens gehen Mann oder Frau zunächst zum Hausarzt. Der untersucht Blutdruck, Blutwerte, Urin usw. Wenn er nicht weiterhelfen kann, dann überweist er zum Facharzt wie zum Herzspezialisten, Orthopäden oder zum Röntgen bzw. zur MRT-Untersuchung (Magnet-Resonanz-Tomographie).

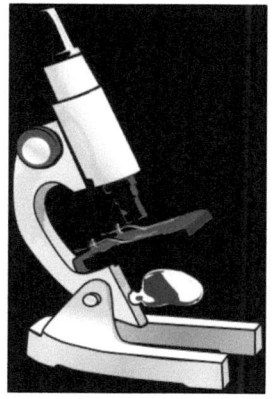

Der Arzt versucht also, durch immer detailliertere Untersuchungen, der Krankheitsursache auf den Grund zu kommen.

Wenn keine „materielle" Krankheitsursache gefunden wird, wird eine psychische oder psycho-somatische Ursache vermutet. So wird entweder von einer rein psychischen Erkrankung oder von einer körperlichen Erkrankung gesprochen, die durch die Psyche bedingt ist.

Soweit die Theorie. In Wirklichkeit sieht es aber so aus, dass körperliche Untersuchungen und Behandlungen eindeutig im Vordergrund stehen. Das kann man schon daran erkennen, dass es vielmehr Ärzte als Psychologen gibt.

Dafür gibt es zwei Gründe:

1. Es ist sehr schwer, Zusammenhänge zwischen Körper und Geist zu erforschen, weil allein schon die Definition von Körper, Geist, Seele, Psyche große Schwierigkeiten bereitet.
2. Unser tägliches Leben, Wissenschaft und Forschung sind vor allem durch die Naturwissenschaften, insbesondere der klassischen Physik geprägt. Wenn wir Dinge zertrümmern, in immer kleinere Einzelteile zerlegen, dann gewinnen wir oft unglaubliche Detail-Erkenntnisse. Das macht die klassische Physik.

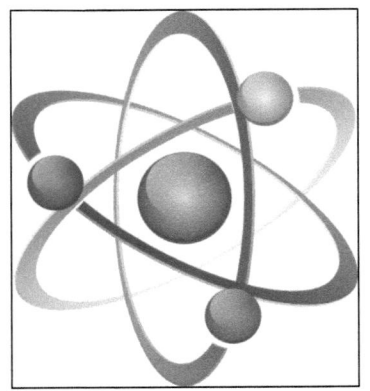

Das haben die Menschen immer schon so gemacht, um mit diesen Erkenntnissen etwas Nützliches oder aber auch Kriegerisches anzufangen.

Denken wir zum Beispiel an die Atomphysik: Durch zertrümmern bis hin zu den kleinsten Bestandteilen von Molekülen, Atomen, Atomkernen, Quanten usw. wurden unglaubliche Detailerkenntnisse gewonnen, die zu Atomenergie, Atombomben, aber auch zur Nuklearmedizin geführt haben.

Diese Art der Physik ist eine eindeutige materialistische Physik (klassisch), die heute noch die Medizin und weitgehend auch die (Natur-) Wissenschaft vom Menschen (Anthropologie) bestimmt.

Man kann zur klassischen Physik sagen, dass sie die alte Physik ist.

Denn seit der Zeit um 1900 wurde die moderne Physik, die Quantenphysik, entwickelt. Mit ihr wurden wesentliche Konzepte der klassischen Physik aufgehoben bzw. widerlegt oder deren Grenzen bewusst gemacht worden, besonders im kleinteiligen Bereich, im Mikrokosmos.

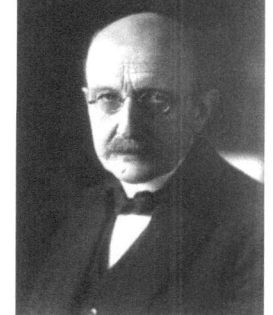

Warum erwähne ich das hier?

Die moderne Physik ist geprägt durch die Physiker, die wir alle kennen, wie Max Planck, Albert Einstein, Niels Bohr, Werner Heisenberg, Hans-Peter Dürr, um nur einige zu nennen. Ganz aktuell wurde der Nobelpreis für Forschungen in der Quantenphysik verliehen.

Max Plank (1858-1947)

Aber es ist uns nicht unbedingt klar, welche Bedeutung die moderne Physik, die Quantenphysik, tatsächlich für unser tägliches Leben hat- auch für unser Thema.

Denn gerade die Quantenphysik gibt wichtige Hinweise für die Frage:

Wie hilft mir die Kraft meiner Gedanken?

In der neuen Physik hängen Dinge eng zusammen, die im Bild der alten Physik absolut getrennt sind (Dürr).

Zum Beispiel der Welle-Teilchen-Dualismus, eine Tatsache, dass Materie als Welle oder als Teilchen in Erscheinung tritt, je nachdem, welche Eigenschaft eines Objektes wir gerade messen, die Eigenschaft der Welle oder des Teilchen.

Das Objekt „Licht" ist beides zugleich, sowohl Welle als auch Teilchen.

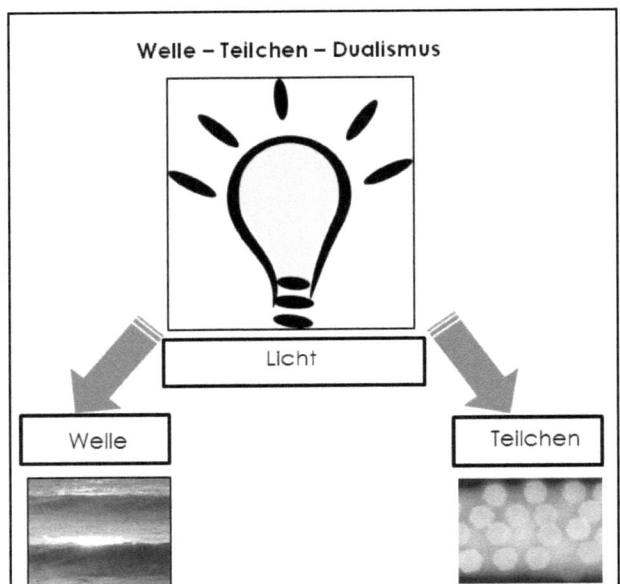
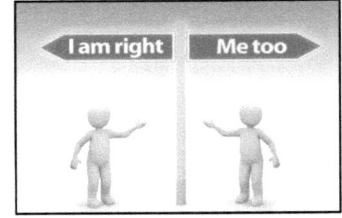

Welle und Teilchen sind keine zwei Qualitäten, sondern es ist dasselbe, je nachdem, welche Darstellung ich nehme. Oder wie ich es angucke.

Diese beiden Eigenschaften sind zugleich vorhanden, konkret nachweisbar, je nachdem, ob ich auf „Welle" oder „Teilchen" untersuche. Das ist unglaublich! Nach den Gesetzen der klassischen Physik schließt sich ein „Sowohl-als-auch-Zustand" total aus. Die moderne Physik beweist ihn.

Was bedeutet das?

Das bedeutet, dass die alte Physik im Makrokosmos, der großen Welt, weiter angewendet wird und auch angewendet werden kann, weil der durch ihre Anwendung entstehende Fehler im makroskopischen Raum vernachlässigbar ist.

Im Mikrokosmos allerdings kann nur die neue Physik angewendet werden.

Das ist im Grunde genommen ein Desaster für die klassische Physik und für die Schulmedizin, die auf der klassischen Physik basiert.

Beide verlieren ihren Absolutheitsanspruch, allgemein gültig und maßgebend zu sein, alles erklären und bestimmen zu können, z.B. auch in den verschiedensten Gesetzen des Krankenkassen- und Gesundheitswesen.

Dieser Absolutheitsanspruch hat auch etwas mit Macht zu tun, alles in Medizin, Gesellschaft und in Gesetzen und Vorschriften nach den Erkenntnissen der Naturwissenschaften, der „alten Physik", nach den Gesetzen „richtig oder falsch, ja oder nein" festlegen zu können.

Alte oder Neue Physik
Wer hat Recht?

Die Gesetze Quantenphysik gelten generell !
- sowohl im Mikrokosmos als auch im Makrokosmos

- Im Makrobereich entsteht durch die Anwendung der Alten Physik ein vernachlässigbarer Fehler

- **Dennoch** ist diese Erkenntnis ein Desaster für Klassische Physik, Medizin und Menschenkunde
  (Anthropologie)

Besonders die klinische Physik und Medizin verlieren diesen Anspruch, denn in der „kleinen" Welt gelten die Regeln der klassischen Physik nicht.

Auch das Vordringen der klassischen Physik und klassischen Medizin in den Mikrobereich hinein durch besondere Technik (z.B. MRT)stößt an ihre Gültigkeits-Grenzen.

Das immer weitere „Zerkleinern und Detaillieren" im Mikrobereich liefert falsche Ergebnisse, weil im Mikrobereich, in der Quantenwelt, die Quantenmechanik gilt und damit das „Sowohl-als-auch- Prinzip"!

Diese Tatsache ist auch ein Problem für die Anthropologie, also für die Wissenschaft vom Menschen. Die Anthropologie verstand sich bisher ebenfalls als Naturwissenschaft auf der Grundlage der klassischen, materiellen Physik. Die klassische Physik ist vom Dualismus der Naturwissenschaften geprägt (ja oder nein, richtig oder falsch).

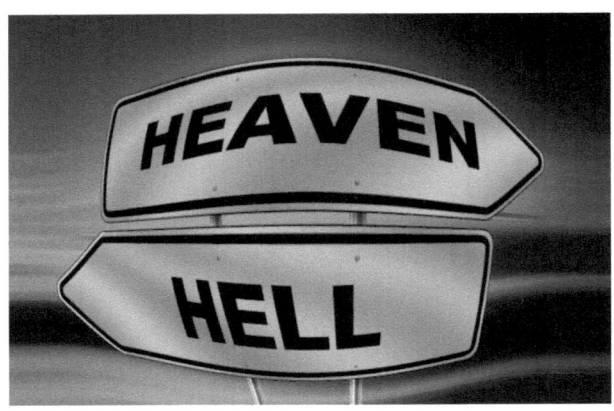

Zusammenhang „Körper und Geist"

Bei unserem Thema „Gesundheit – Die Kraft unserer Gedanken" ist der Zusammenhang von Körper und Geist wichtig. Es geht um die Fragen:

- Wie sieht die Einheit zwischen Körper und Geist aus?
- Wie können wir Körper und Geist mehr als eine Einheit sehen?
- Wie können wir diese Zusammenhänge besser verstehen, um wirklich ganzheitlich in der täglichen Praxis arbeiten bzw. uns selbst zu Hause noch mehr helfen zu können?

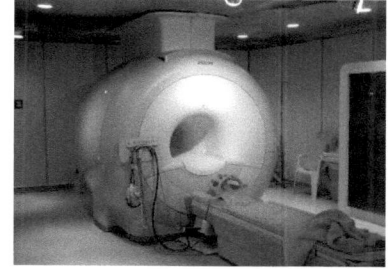

MRT- Gerät (Quelle s. Verzeichnis)

Die Magnetresonanztomographie MRT

- Die MRT hilft uns bei unserem Thema auch nicht, weil immer mehr zerlegt und detailliert wird, nach den Gesetzen der klassischen Physik.
- Die Gesetze der klassischen Physik sind nützlich fürs Zerlegen in kleinste Teile mit der Frage: richtig oder falsch
- Das MRT wird uns nicht beantworten können, **was Körper und Geist verbindet?**

Bei unserem Thema „Gesund- Wie hilft mir die Kraft meiner Gedanken?" kommen wir mit einer analytischen Trennung von Körper und Geist bis in die kleinsten Zellen und körperlichen Bestandteile, nach den Gesetzen der klassischen Physik, in keiner Weise weiter:

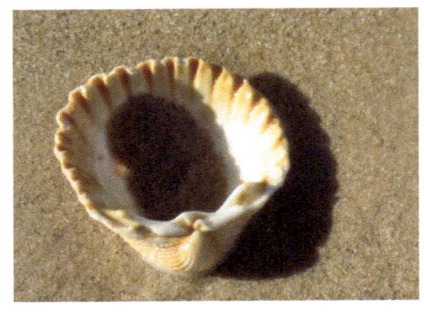

DAS GANZE IST IMMER MEHR ALS ES SEINE BESTANDTEOELE SIND!

Da z.B. die Muschel mehr ist, als zerriebener Muschelkalk, sind für unser Thema folgende Fragen wichtig:

- Wie sind die Zusammenhänge von Körper und Geist?
- In welcher Weise wissen Körper und Geist von einander?
- Wie wirkt das Eine auf das Andere?
- Woraus besteht das Medium, das die zwei Ebenen – Körper und Geist – verbindet?
- Ist das Medium eine „dritte Welt", (Wie Hans-Peter Dürr hinterfragt). Ist es eine „dritte Welt", die weder der Welt des Körpers, noch der Welt des Geistes angehört?
- Oder gibt es überhaupt kein drittes Medium, keine Verbindungsfunktion zwischen Körper und Geist?
- Wenn wir dagegen den Gedanken einer Verbindungsfunktion zwischen Körper und Geist aufgeben, dann sind wir nach der Quantenphysik bei der Erkenntnis, dass Körper und Geist ein und dasselbe sind, wie Welle und Teilchen nach dem Komplementaritäts –Prinzip „Sowohl-als-auch". (Nach Nils Bohr: „Die Begriffe „Teilchen und Welle" ergänzen sich, indem sie sich widersprechen; sie sind komplementäre Bilder des Geschehens.")

Verblüffende Experimente, wie sich Gedanken, Informationen, auf unseren Körper auswirken

Wenn wir uns bei den vorstehenden Fragen zum Beispiel vorstellen, dass Körper und Geist keine zwei Ebenen darstellen und nicht verbunden werden durch irgendein trennendes Medium, sondern dass Körper und Geist im Prinzip ein und dasselbe sind, wie die Welle und die Teilchen beim Licht, dann müssten unsere Gedanken direkt auf unsere Gesundheit wirken können, sowohl positiv, als auch negativ!

Wir können es mit kleinen Experimenten an uns selbst testen.

Zunächst möchte ich die bekannten Untersuchungen des Forschers Iwan Petrowitsch Pawlow in Erinnerung rufen, für die er den Nobelpreis erhielt.

Er stellte fest, dass allein die Schritte des Besitzers bei den Hunden Speichelfluss auslösten, siehe Kästchen. Diesen Vorgang, dass die Hunde mit den Schritten das Anbieten von Futter verbanden, nannte Pawlow Konditionierung.

DAS PAWLOSCHE-HUND-EXPERIMENT (Wikipedia)

„Die Bezeichnung pawlowscher Hund (auch Pawlow'scher Hund) bezieht sich auf das erste empirische Experiment des russischen Forschers Iwan Petrowitsch Pawlow zum Nachweis der klassischen Konditionierung.

Pawlow hatte im Verlauf seiner mit dem Nobelpreis ausgezeichneten Experimente den Zusammenhang von Speichelfluss und Verdauung beobachtet, dass bei Zwingerhunden schon die Schritte des Besitzers Speichelfluss auslösten, ob-

> wohl noch gar kein Futter in Sicht war. Er vermutete, dass das Geräusch der Schritte, dem regelmäßig die Fütterung folgte, für die Hunde mit Fressen verbunden war. Der vorher neutrale akustische Stimulus (Schrittgeräusch) werde im Organismus des Hundes mit dem Stimulus „Futter" in Verbindung gebracht.
> Um diese Hypothese zu prüfen, gestaltete er 1905 ein aussagekräftiges Experiment: Auf die Darbietung von Futter, einem unbedingten Reiz, folgt Speichelfluss (unbedingte Reaktion), auf das Ertönen eines Glockentons (neutraler Reiz) nichts.
>
> Wenn aber der Glockenton wiederholt in engem zeitlichem Zusammenhang mit dem Anbieten von Futter erklingt, reagieren die Hunde schließlich auf den Ton allein mit Speichelfluss. Dieses Phänomen bezeichnete Pawlow als Konditionierung."

VORSTELLUNGEN UND TRÄUME

Jeder von uns kennt Beispiele, wie bestimmte Vorstellungen und Träume körperliche Reaktionen auslösen können:

- Denken wir an eine Zitrone, dann läuft uns das Wasser im Mund zusammen.

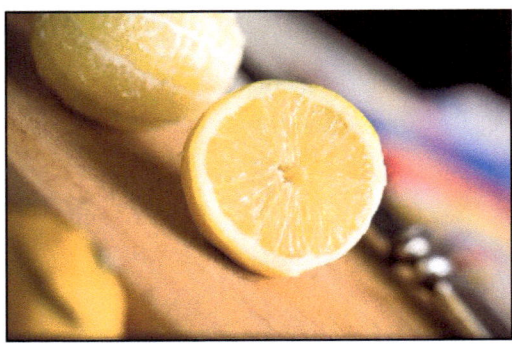

- Stellen wir uns z.B. eine schöne Frau oder einen attraktiven Mann vor, so können wir vom leichten Erröten bis hin zu konkreten körperlichen Erregungen berichten.

DAS FUSS-KREISEN-EXPERIMENT

Die Autoren Havener/Dr. Spitzbart beschreiben in dem Bestseller „Denken Sie nicht an einen blauen Elefanten" mehrere Experimente, wie sich Gedanken auf unseren Körper auswirken können.

Verblüffend ist der einfache Versuch, den sich im Uhrzeiger drehenden Fuß durch das Malen einer 6 mit der Hand in eine Drehrichtung gegen den Uhrzeiger umzuprogrammieren. Das funktioniert, so wie ich es in den Bildern zeige

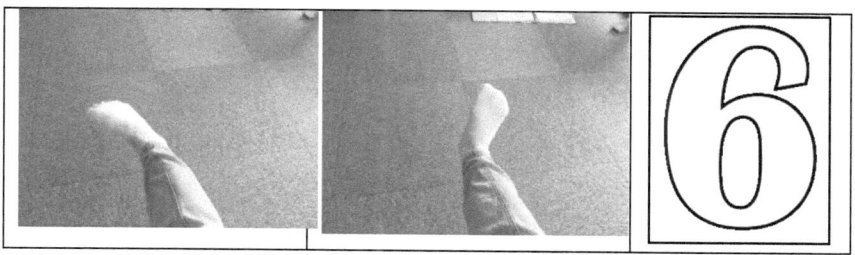

Die Bilder deuten das Fußkreisen an und die 6 das Malen mit der Hand

DIE WACHSENDE HAND

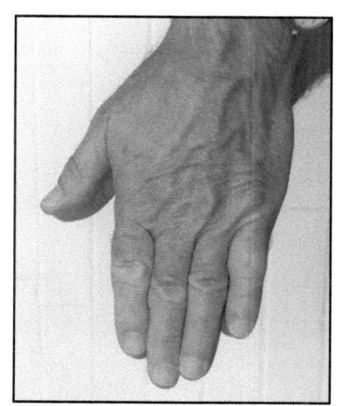

Auch das von Havener-Spitzbart beschriebene Experiment der wachsenden Hand habe ich nachvollzogen. Es funktioniert!

Zunächst legt man die Handflächen aneinander und vergleicht die Längen der

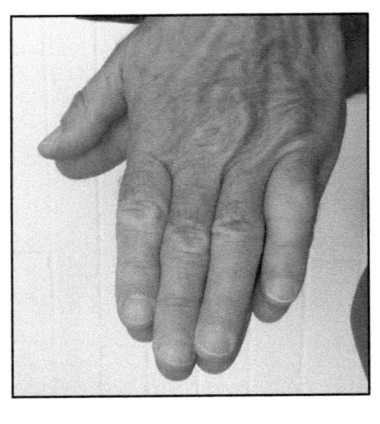

Handflächen. Besonders wird der Mittelfinger beobachtet.

Dann hebt man eine Hand hoch, konzentriert sich auf diese Hand und stellt sich vor, dass diese Hand länger wird.

Nach einer Weile legt man die Hände, ohne zu schummeln, wieder exakt aneinander, so dass die Hautfalten beider Hände zueinander passen.

Wenn man insbesondere die Länge der Mittelfinger vergleicht, wird man feststellen, dass in der Tat die erhobene Hand dank unserer Konzentration und Vorstellung sich vergrößert hat.

DAS HERZSCHLAG-EXPERIMENT

Als weiteres Experiment beschreiben Havener /Spitzbart, wie sich durch den eigenen Willen der Puls, und damit der Herzschlag, steuern lässt, entweder steigernd oder verlangsamend. Die Energie folgt der Aufmerksamkeit.

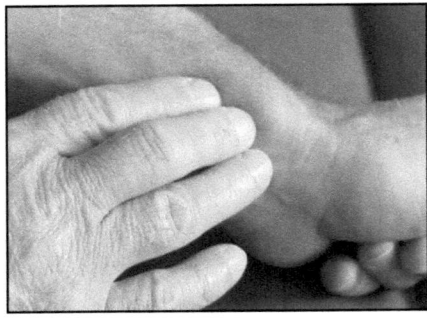

Auch dieses Experiment funktioniert, wie ich es selbst ausprobiert habe. Ich rate hier allerdings von Selbstversuchen ab, zumal in heutiger Zeit immer mehr Menschen an paroxysmalen (anfallsartigen) Zuständen im Bereich von Herz und Kreislauf leiden.

HEILUNGEN DURCH PLACEBO UND BESPRECHEN

Das Beispiel „ Den Herzschlag beeinflussen" zeigt, wie konkret Körper und Geist eng verbunden sind. Solche Fälle überzeugen uns deswegen, weil sie klar messbar, also beweisbar sind.

Wenn wir dagegen unserem Kind tröstend die Wunde pusten, dann spricht man oft abwertend von Placebo. In gleicher Weise werden homöopathische Arzneien oft wegen ihrer Verdünnungen und Verschüttellungen kritisiert.

Beim Bepusten der Wunde und bei der Einnahme von homöopathischen Mitteln werden unübersehbare Wirkungen erreicht, vorausgesetzt man macht es richtig.

Kann man da überhaupt etwas falsch machen? – Ja, natürlich! Bei der Auswahl der homöopathischen Mittel muss das Arzneimittelbild mit dem Krankheitsbild eine Ähnlichkeit haben. Nur wenn diese Ähnlichkeit besteht, wirken homöopathische Arzneien.

Aber was kann man beim Bepusten falsch machen?

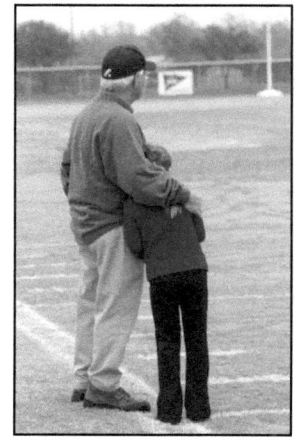

Havener bezieht sich in seiner Antwort auf einen amerikanischen Trainer, Jerry Richardson, der das Beispiel nimmt, wie ein Vater seinen Sohn in den Arm nimmt, um ihn zu trösten, damit er sich besser fühlt.

Wenn der Vater jedoch nur in solchen Situationen seinen Sohn in den Arm nimmt, um ihn zu trösten, und nicht auch in erfreulichen Situationen, dann wird der Sohn die Umarmungen seines Vaters mit negativen Gedanken und schlechten Gefühlen verbinden. So können, laut Richardson, Berührungsängste entstehen, so dass Menschen Berührungen nur mit unangenehmen Erlebnissen verbinden.

WARZEN BESPRECHEN

Zum Besprechen von Warzen fand ich im Internet bei Onmeda.de folgende Meldung:

> Warzen besprechen in der Uniklinik, von Barbara Dötsch (22.Oktober 2015)
> Schulmediziner behandeln Warzen mit Sprüchen ähnlich wie "Wunderheiler". Warzen besprechen hat laut Studien sogar eine größere Erfolgschance als medizinische Methoden.

Zu dieser Meldung kann eine kleine Episode beitragen:

Bei einem Seglertreff fragte eine Frau einen anwesenden Mediziner, was man gegen Warzen machen könnte. Da sagte der Chirurg in die lustige Runde: Das ist nicht mein Ressort, da fragen Sie am besten den Heilpraktiker Bruns hier. Ich fing den Ball auf und sagte: Na klar, bei mir sind Sie richtig! Warzen kann man besprechen. Das hilft! Das Publikum amüsierte sich und forderte: Vormachen! Ich ließe mir etwas Lustiges einfallen, etwas Spukhaftes, aber behielt eine ernsthafte Miene.

Ich habe nie erfahren, ob es bei dieser Frau geholfen hat, ich habe sie nie wieder gesehen.

Aber eine andere Frau sprach mich im Club nach einiger Zeit an. Sie wäre damals dabei gewesen, sie hätte fürchterliche Warzen gehabt, die seien seitdem alle verschwunden.

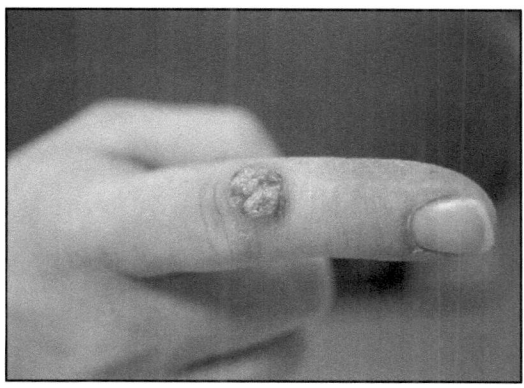

Gewöhnliche Warze (Verrucae vulgares)
Quelle: Wikemedia

Interessanter Weise fand ich bei DocCheck

unter „Therapie" folgenden Hinweis:

> „Eine Kausaltherapie mit spezifisch gegen HPV wirksamen Virustatika ist zurzeit (2015) nicht verfügbar. Die möglichen Behandlungsverfahren lassen sich in 3 Gruppen einteilen. Die Therapie ist oft langwierig und unbefriedigend. **Unabhängig vom gewählten Behandlungsansatz kommt es bei einem großen Teil der Patienten zu Spontanremissionen.**"

(http://flexikon.doccheck.com/de/Verruca_vulgaris)

Beim „Besprechen" handelt es sich also um Spontanremissionen.

DER KINESIOLOGISCHE TEST

Dr. George Goodheart (Vater der angewandten Kinesiologie) stellte fest, dass man einen „schwach getesteten" Muskel stärken könne, wenn man z.B. bestimmte Reflexzonen stimuliert.

Heute ist die Angewandte Kinesiologie ein sehr gut entwickeltes Diagnose - und Therapieverfahren einschließlich der Aus-testung von unverträglichen Giftstoffen, Arzneien und heilenden Substanzen.

Ich habe mit diesem Verfahren festgestellt, dass sehr viele chemische Arzneien den Test-Arm schwächen, trotz aller Kraftanstrengung des Patienten.

Das ist zum Beispiel bei Naturheilmitteln, besonders bei homöopathischen Arzneien, nicht der Fall.

 Ich führe sehr gern bei einer freiwilligen Person den Test mit diesen beiden Smilies durch, um zu zeigen, wie selbst der stärkste Muskel allein durch eine visuelle Information entweder schwach wird oder stark bleibt.

Man nimmt dazu z.B. den waagerecht ausgestreckten Arm einer Testperson, um die Kraft zu messen, die der Arm noch hat, wenn sie eines dieser Bilder betrachtet.

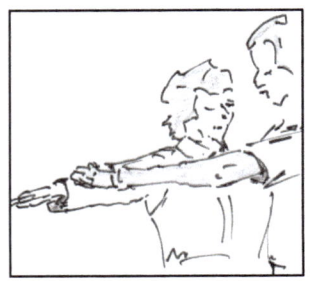 Der Armmuskel ist ein guter Testmuskel für emotionalen Stress.

Positive Gedanken haben zu können, hat mit Wissen zu tun

Die Testbeispiele zeigen eindeutig, wie Gedanken, Emotionen, Vorstellungen, sich auf Körperfunktionen auswirken können, und zwar sowohl in eine angenehme als auch in eine unangenehme Richtung.

Die Versuche zeigen, dass es nicht unbedingt eine materielle, sozusagen eine reale Ursache geben muss, um eine reale körperliche Wirkung beim Menschen, ja auch bei Tieren zu erzielen.

Eine Tierärztin berichtete beim Butjadinger Forum Naturheilkunde und Medizin, wie sie bei kranken Tieren z.B. mit homöopathischen Hochpotenzen erstaunliche Heilerfolge erreicht hatte.

Hochpotenzen enthalten nachweislich wegen der millionenfachen Verdünnung keine materiellen Bestandteile der ursprünglichen Arznei mehr, sondern nur noch eine „Information". Schulmediziner sprechen bei solchen Heilerfolgen oft von einem Placebo Effekt. Vielleicht tun sie es deswegen, weil die klassische Physik dieses erstaunliche Heil-Ergebnis sonst nicht erklären kann.

Vielleicht wird die Quantenphysik jedoch eines Tages gesicherte Hinweise liefern, dass Homöopathie durch „Information" heilen kann, die dann auch von der Schulmedizin anerkannt werden muß.

Wie wichtig Informationen und Informationsübertragungen in biologischen Systemen sind, hat Prof. Dr. Alfred Pischinger (1899-1983) mit seinen Forschungen über das System der Grundregulation bewiesen.

Seine Forschungen gingen über das „lineare-kausale-Ursache-Wirkungs-Denken" der klassischen Physik hinaus. Sie zeigten, dass biologische Systeme sich nicht „linear" verhalten, sondern sogenannte offene Systeme sind.

Das klingt sehr theoretisch, es ist aber von großer Bedeutung für uns. Lebende Systeme sind hochgradig vernetzt durch ein überall im Körper vorhandenes System der Grundregulation.

Das System der Grundregulation ist die Summe aller lebenserhaltenden Abwehrmaßnahmen.

Mit diesem System kann der Organismus nicht nur örtlich auf bestimmte Reize reagieren, sondern er kann schlagartig unseren gesamten Organismus gleichzeitig informieren, aktivieren, schützen, Gifte abwehren, heilen, ernähren und ausscheiden.

Das System der Grundregulation besteht in wesentlichen Teilen aus dem Zwischenzellraum, dem weichen und harten Bindegewebe.

Den Zwischenzellraum müssen wir uns als einen Zwischenraum vorstellen, der entsteht, wenn die Zellen wie Weintrauben aneinander liegen.

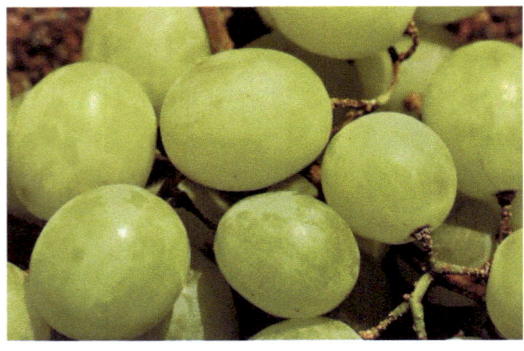

Weil der Körper aus Millionen von Zellen besteht, ist der entsprechende Zwischenzellraum ebenfalls überall im Organismus vorhanden.

Das bedeutet, dass:

- im Zwischenzellraum letztlich die Blutgefäße **enden**, die sich von den Arterien über die Arteriolen bis hin zu den Kapillaren

verzweigt und verkleinert haben, ohne direkt an die Zellen anzudocken
- auf diese Weise alle Zellen über den Zellzwischenraum - der sogenannten Transitstrecke - mit Nährstoffen und Sauerstoff versorgt werden
- zugleich die Zellen ihren „Verbrennungsmüll" über die Transitstrecke zu den Entgiftungssystemen des Körpers transportieren
- auch die Nerven im Zwischenzellraum enden, ohne dass sie an irgendeine Körperzelle direkt anbinden
- alle Nervenimpulse und Nerveninformationen die Transitstrecke benutzen, um ihre Botschaften an die Zellen weiterzugeben
- der Zwischenzellraum ein Ablagerungsdepot, eine Art Müllhalde für nicht ausscheidbare Stoffe wie Eiweißstoffe aus Nahrung, Giften und Stoffwechselvorgängen

Der Zwischenzellraum hat also sehr wichtige Funktionen:

- Informationen können sich schlagartig ausbreiten, weil al-

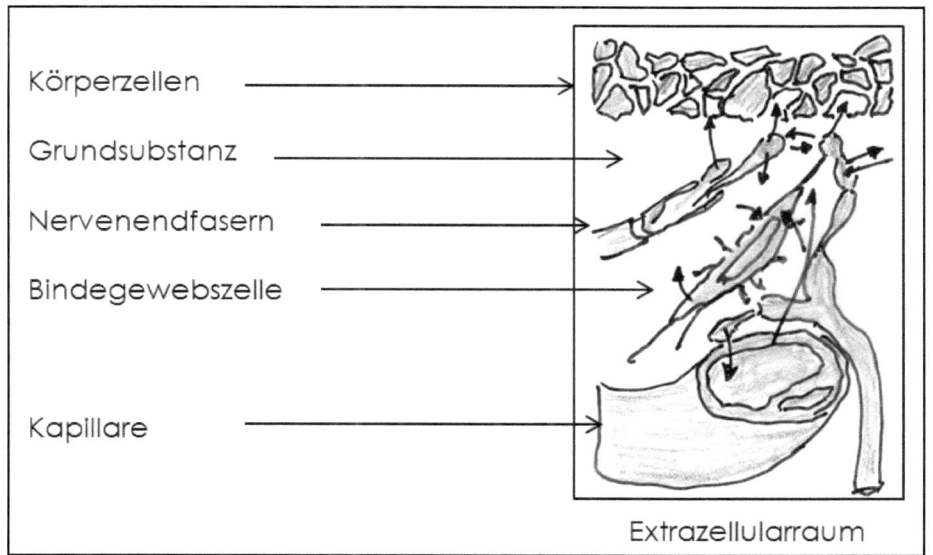

les mit allem durch den Zwischenzellraum verbunden ist.

Der Organismus braucht keinen Postboten mit Postkusche oder eine Telefonleitung. Lebende Systeme sind sogenannte „offene Systeme".

Ein Beispiel für ein offenes System ist ein **offener Kochtopf**, der sowohl Energie in Form von Wärme als auch Materie in Form von Wasserdampf mit seiner Umgebung austauscht.

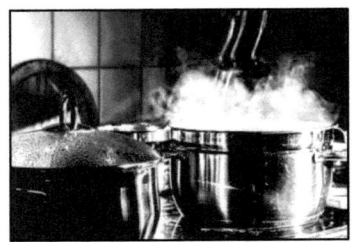

In offenen Systemen kann auf diese Weise der Organismus blitzartig (relaisartig) gesteuert und geregelt werden. Von Prof Dr. F. Hoff (1896-1988) stammt das Schema der vegetativen Gesamtumschaltung, das ich im Bild vereinfacht skizziert habe.

Wir ahnen jetzt:

- was es bedeutet, dass der Körper als Ganzes mehr ist als die Summe seiner Bestandteile
- welche Bedeutung gute und schlechte Informationen

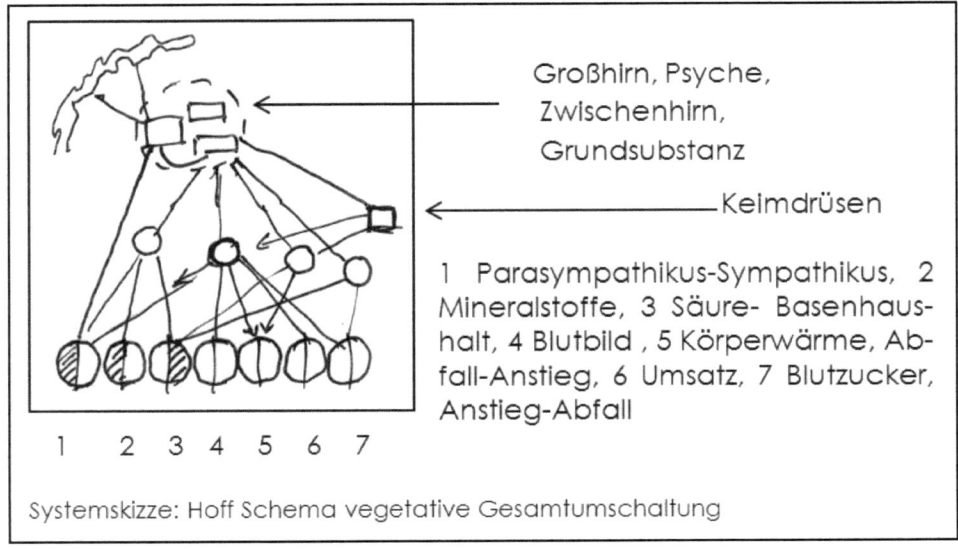

Systemskizze: Hoff Schema vegetative Gesamtumschaltung

haben können für unser Wohlbefinden, für unsere Stimmung, für Gesundheit oder Krankheit und Heilung

Unser Organismus, Körper und Geist sind durch die vielfältigen Informationsmöglichkeiten hochgradig und unmittelbar vernetzt. Unmittelbar! Ohne Zeitverzögerung!

Dass das so ist, zeigt z.B. auch das Sekundenphänomen von Huneke. Das ist eine Injektion in ein Störfeld. Das kann eine Narbe sein.

Wenn diese Narbe zum Beispiel einen Fernschmerz an einem Gelenk erzeugt, was durchaus häufiger vorkommt, dann verschwindet der Schmerz in Sekundenschnelle, wenn man die Narbe mit Procain oder Lidocain umspritzt.

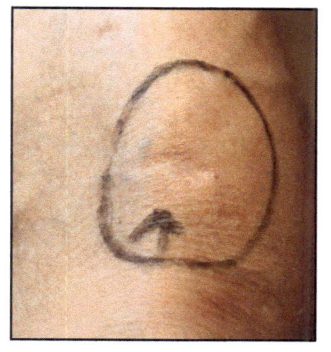

Ich habe eine Narbe auf dem Kopf einer Patientin so behandelt. Ein Ast hatte in der weit zurückliegenden Kindheit die Narbe verursacht. Die Narbe war offensichtlich die Ursache Ihrer Zahnschmerzen, die trotz der Entfernung von Zähnen weiterbestanden. Mit der Entstörung der Narbe verschwanden die Schmerzen noch während der Behandlung.

Dr. med. Sonja Reitz hat das Huneke-Sekunden-Phänomen in ihrem Patientenratgeber (1. Auflage 2008) anhand vieler Praxisfälle beschrieben.

Eine Buchkritikerin formulierte: „Dieses Buch ist wichtig für Millionen von Menschen und hätte längst geschrieben werden müssen".

Ich kann dem nur zustimmen und ergänzen, dass Narbenentstörung im Rahmen der Neuraltherapie nach Huneke schon seit 1975 zur Heilpraktikerausbildung gehört.

Es war und ist bis heute eine Außenseitermethode!

> „Die Neuraltherapie ist ein traditionell angewandtes, wissenschaftlich nicht anerkanntes Verfahren aus dem Bereich der Alternativmedizin.
>
>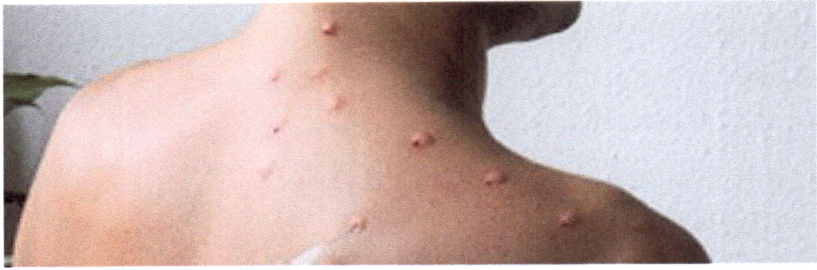
>
> Quelle: Wikimedia-Hautquaddeln in der Segmentneuraltherapie
>
> Durch Anwendung eines Lokalanästhetikums soll das vegetative Nervensystem beeinflusst werden und im Gegensatz zu wissenschaftlich anerkannten Lokalanästhesieverfahren „Fernwirkungen" entfalten. Weder Wirksamkeit und Wirkmechanismus der Neuraltherapie, noch die Existenz der von ihr postulierten „Störfelder" ist wissenschaftlich belegt. In der EU gibt es schätzungsweise 1500 Anwender von Neuraltherapie."

Man kann bei diesen Ausführungen denken: Das ist ja alles ganz interessant, aber wenn der Schulmediziner nicht ganzheitlich untersucht und behandelt, was nützen uns da diese Informationen, um mit der Kraft unserer Gedanken gesund zu bleiben oder zu werden?

Die Frage ist berechtigt. Richtig ist, dass z.B. der Zahnschmerzen-Fall nur mit einer Narbenentstörung gelöst werden konnte und nicht mit der Kraft unserer Gedanken.

Die Überschrift dieses Kapitels heißt ja: **Positive Gedanken** haben zu können (im Zusammenhang mit unserer Gesundheit und dem Gesundwerden) **hat mit Wissen zu tun.**

Das „Wissen" in diesem Fall „Zahnschmerzen" führt uns zumindest zu der Idee, dass Zahnschmerzen nicht immer direkt durch einen kranken Zahn entstehen können, sondern auch durch eine zahnfremde Fernwirkung auf den Zahn.

Wir erkennen an diesem Beispiel wie wichtig es ist, uns, unseren Körper und unseren Geist in einem größeren Zusammenhang zu sehen und zu verstehen. Lebende Systeme sind offene Fließsysteme, in denen alles mit allem über den überall vorkommenden Zwischenzellraum zusammenhängt und geregelt wird.

Das führt zu einem ganz anderen Verständnis von Gesundheit und Krankheit, das bringt uns eine ganz andere Sichtweise, die uns hilft, viele Sorgen und negative Gedanken zu vergessen. Wir bekommen freien Raum für positive Gedanken.

Gesund oder krank? – Gegensätze oder zwei Seiten derselben Medaille?

„Gesund oder krank?" ist eine absolute Frage, die eine eindeutige Antwort erwartet. – Dieser Unterschied, oder diese Dualität, existiert aber nicht in Wirklichkeit. Es ist eine von Menschen für Menschen gemachte Definition, ein Hilfsmittel der Medizin für Diagnose und Therapie.

Es heißt zwar: Du bist gesund oder du bist krank. Aber es ist lediglich eine künstliche Festlegung.

„Krankheiten" werden definiert, um damit arbeiten zu können. So gibt es einen Diagnoseschlüssel der WHO (Weltgesundheitsorganisation).

Dieser Diagnoseschlüssel ist durchaus ein geeignetes Hilfsmittel für eine „industrielle" Medizin, die wirtschaftlich, sozial, bezahlbar sein muss und darüber hinaus auch noch gut heilen sollte.

Was das „gut heilen" angeht, da könnten allerdings Zweifel aufkommen, wenn man folgende Meldung zur Kenntnis nimmt:

USA: Ärztefehler sind im Spital dritthäufigste Todesursache

„04.05.2016 | 16:06 | (DiePresse.com)

Ärztefehler sind, einer Studie zufolge, die dritthäufigste Todesursache in den USA. Laut einer am Mittwoch im Fachmagazin

"British Medical Journal" veröffentlichten Untersuchung starben 2013 in den Vereinigten Staaten mehr als 250.000 Menschen an den Folgen von Ärztefehlern in Krankenhäusern. Mehr Tote - jeweils rund 600.000 - gab es demnach nur durch Herz-Kreislauf-Erkrankungen und Krebs.

Abgesehen von diesem Problem werden durch einen Diagnoseschlüssel die therapeutischen Möglichkeiten in ganzheitlicher Sicht sehr eingeschränkt.

Nehmen wir als Bespiel eine Mandelentzündung: Die Mandeln sind gerötet, die Diagnose ist eindeutig: Mandelentzündung! Jetzt wird die Mandelentzündung als Krankheit angesehen und nur diese wird als lokale Erkrankung entsprechend behandelt.

Wir wissen aber, dass der gesamte Organismus über den Zwischenzellraum erkrankt und betroffen ist. Das können wir uns jetzt nach den Hinweisen auf den Zellzwischenraum besonders gut vorstellen.

Im Ergebnis kann man nur folgendes feststellen:

Der Dualismus „gesund - oder Krank":

- ist sehr ungenau
- produziert viele Missverständnisse
- bereitet vielen Menschen oft unnötige Ängste oder Sorgen
- wird oft benutzt, die Menschen massenweise unnötig und zu frühzeitig zu impfen
- wird benutzt, um Frauen reihenweise zur Mammographie zu schicken, zu verängstigen, obwohl evidenzbasiert offensichtlich erwiesen ist, dass diese Untersuchungen die Sterblichkeitszahlen bzw. die Überlebenszeiten nicht verringert haben (siehe Literaturquelle)

- wird benutzt, um Männer bei erhöhten PSA-Werten zu invasiven Gewebeproben zu überreden. Dabei hat Prof. Dr. Hackethal dies bereits im letzten Jahrhundert kritisiert. Selbst der Erfinder des PSA Testes ist erschrocken, wie sein Test heute massenweise als Diagnose von Prostata – Ca. eingesetzt wird.

Es ist sehr schwer, eine Grenze zwischen Gesund- und Kranksein zu ziehen:

- Was ist noch gesund?
- Was ist bereits krank?
- Ab wann ist man krank?
- Ab wann ist Blutdruck ein kranker Blutdruck, ab wann muss man ihn behandeln?
- Ist Fieber eine Krankheit? Ab wann muss es gesenkt werden?
- Muss Fieber überhaupt behandelt werden?

Allein diese beispielhaften Fragen zeigen, dass es sehr schwer ist, eine klare Definition für den Zustand „Gesund oder Krank" zu finden, oder besser: zu erfinden.

Die Quantenphysik, im Gegensatz zur klassischen, der alten Physik, **löst das Problem. „Gesund oder krank" ist ein und dieselbe Medaille.** Es ist ein fließender Zustand, wobei es auf die Betrachtung ankommt. Es kommt darauf an, ob ich das Ganze betrachte, oder ob ich mich (nur)an einzelnen Laborwerten orientiere und diese mit einer vorgegebenen Norm vergleiche.

Wie sagte meine Großmutter, wenn wir sie fragten, wie es ihr ginge? „De Doktor wür gaarnich mit me tofreeden". Die alte Dame wurde über 80 Jahre alt.

Diese Auskunft beschreibt das Dilemma der modernen Medizin und der von ihr abhängigen Menschen. Das bereitet vor allem uns Patienten großes Unbehagen. Es macht uns abhängig vom „Diktat der Diagnosewerte". Diese entscheiden, ob wir Medikamente nehmen müssen oder nicht. Wir können es ja nicht beurteilen.

Laborwerte werden verglichen mit Grenzwerten, die Menschen festgelegt haben, das tat nicht die Natur. Die Natur kennt kein richtig oder falsch, Tiere in der Wildbahn haben keinen Arzt, sie passen sich an oder gehen unter. Ich weiß nicht, ob es bei Wildtieren Arthrose gibt oder Diabetes, wie bei den Menschen.

Haustiere, Hunde und Katzen haben dagegen im gleichen Umfang die gleichen Zivilisationskrankheiten wie die Menschen. Das bestätigte eine Tierärztin beim Butjadinger Forum Naturheilkunde und Medizin.

Die Frage ist nun folgende:

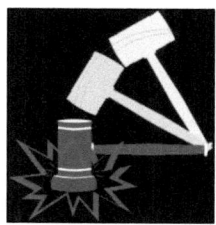

Was hilft uns die Macht oder die Kraft unserer Gedanken gegen das „Diktat von Laborergebnissen" und gegen die therapeutischen Leitlinien der Medizin? Warum sind wir diesem Diktat in der Regel derart ausgeliefert?

Wir sind hilflos, weil wir nicht die gleiche Augenhöhe mit dem Arzt haben. Nicht umsonst heißt es, dass Ärzte „Halbgötter in Weiß" seien. Sie haben uns Laien gegenüber mehr Kompetenz. Klarer Fall, wir erwarten auch, dass der Arzt uns hilft oder sich zumindest Mühe gibt.

Wir wissen aber auch, dass kein Mensch durch eine Arztbehandlung unsterblich wird. „Jichtenswann (irgendwann) is de Kroom (= Kram) ook to end", sagte wieder meine Großmutter.

Und wir wissen auch- oder sollten es wissen, dass jedes Schmerz-, Rheuma-oder Blutdruckmittel sowie jedes andere chemische Medikament zusätzlich unerwünschte Wirkungen hat.

Aber selten stellen wir folgende Fragen:

- Geht es auch ohne chemische Medikamente, die immer Nebenwirkungen haben?
- Was passiert, wenn ich diese Arzneien nicht nehme?
- Gibt es Untersuchungen darüber, wie viele Monate Krebspatienten, die mit Chemo und Bestrahlung behandelt wurden, wirklich länger leben als Krebspatienten, die sich nur operieren lassen?
- Wenn es keine konkreten Vergleichs-Untersuchungen gibt, wieso kann dann behauptet werden, dass Krebs behandelbar sei?
- Welche Krebsarten sind wirklich heilbar im Vergleich zu unbehandelten Fällen?
- Was bedeutet bei Krebsfällen Heilung oder ist es nur eine Verlängerung des Lebens um wenige Monate?
- Ist bei älteren Krebs-Patienten die Lebensqualität für die restlichen Lebensjahre nicht eventuell viel wichtiger als eine fragliche Lebensverlängerung mit wesentlich geringerer Lebensqualität? Wie kann der Patient objektiv und ohne Druck über sein Schicksal selbst entscheiden?
- Wie wächst der Krebs bei alten Menschen, wenn sie nicht mit chemischen Medikamenten behandelt wer-

den im Vergleich zu Menschen, die man chemisch behandelt?
- Sterben alte Menschen **eher an Herz- Kreislauferkrankungen als an ihrem Alterskrebs**?

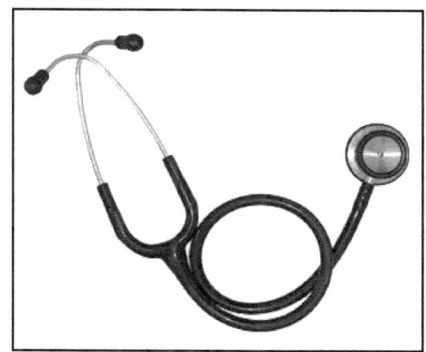

Der Arzt wird diese Fragen nicht konkret beantworten können, weil es keine solchen Vergleiche und statistischen Ergebnisse darüber gibt.

Es gibt auch Menschen, die Chemo und Bestrahlung ablehnen. Aber diese werden nicht in den Statistiken erfasst, weil sie von der Schulmedizin nicht behandelt werden, sondern allenfalls alternativ oder gar nicht.

Es gibt Beobachtungen zu solchen Fällen, dass diese Patienten oft länger und besser leben als „chemobehandelte" Menschen.

Schulmedizinische Ärzte lehnen Krebs-Behandlungen ohne eine Chemotherapie z.T. ab, wenn eine Chemobehandlung in den Leitlinien zur Behandlung eines Krebses aufgegeben ist.

Das muss man verstehen, denn möglicherweise müssen Ärzte mit Regressforderungen oder Klagen rechnen, wenn der Patient stirbt. Krebspatienten erleben trotz Chemotherapie vielfach keine fünfjährige Überlebenszeit und das bei einer durch Bestrahlungen und Chemotherapie verursachten schlechteren Lebensqualität im Vergleich zu nur operierten Krebspatienten.

Es ist nicht zu übersehen, dass sich Medizin, Politik und Gesellschaft in einer Krise befinden, bei der wir als Patienten besonders betroffen sind.

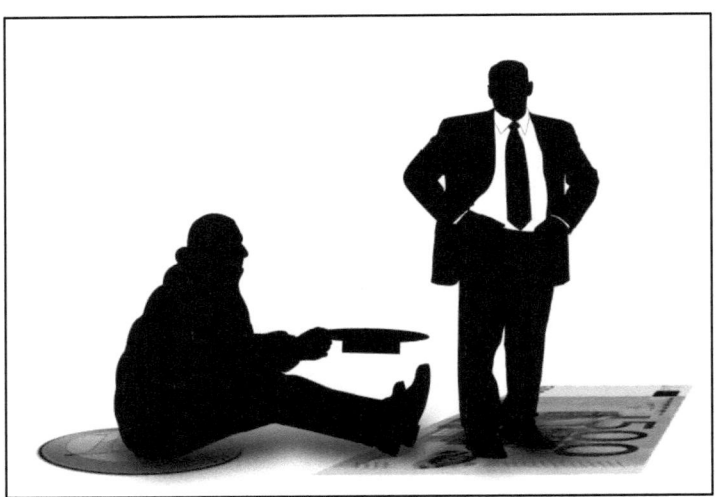

Wir, als Patienten in Deutschland, werden im weltweiten Vergleich medizinisch gut betreut und behandelt.

Gleichwohl haben wir oft ein ungutes Gefühl, einer „fremden Macht" ausgeliefert zu sein. Wir können nicht mitreden, geschweige denn selbst handeln.

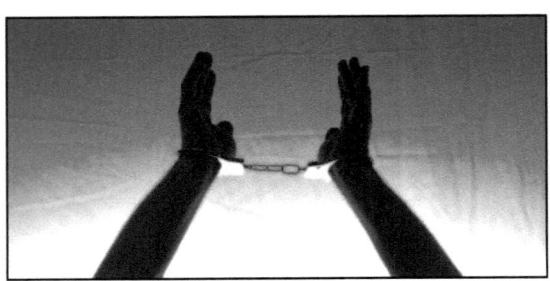

Man fühlt sich den Laborwerten hilflos ausgeliefert wie in einem Irrgarten. Das kann Angst auslösen, Sorgen bereiten.

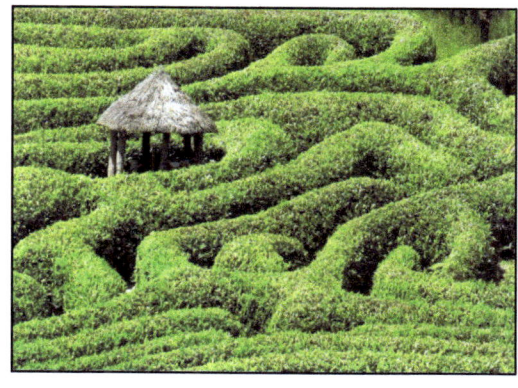

Die Labordaten mit dem Ergebnis: „Normal oder nicht normal", scheinen über unser Schicksal zu entscheiden.

Gelegenheit zu Einspruch und Mitwirkung scheint es nicht zu geben.

Das darf und muss auch nicht sein. Ich erinnere in diesem Zusammenhang an meine Ausführungen zur Quantenphysik: Richtig oder falsch?

Gute oder schlechte Laborwerte sind nur deswegen normale oder unnormale Werte, weil Menschen diese Grenzwerte festgelegt haben.

Mit Grenzwerten kann man auch viel Geld verdienen. Beispiele gibt es dazu genug, ich erinnere an das große Geschäft mit den Cholesterinsenkern und weise auf folgende Bücher hin:

- Dr. Walter Hagenbach
  Die Cholesterinlüge
- Jörg Blech
  Die Krankheitserfinder – Wie wir zu Patienten gemacht werden
- Jörg Blech
  Heillose Medizin- Fragwürdige Therapien und wie Sie sich davor schützen können

- Julius B. Fossberg
  Pfusch nach Vorschrift – Die Irrwege der modernen Medizin

Wie kommen wir als Otto Normalverbraucher aus dieser scheinbar hilflosen Situation heraus?

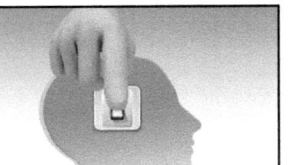

Hilflosigkeit lähmt und blockiert unser Unterbewusstsein!

Das Unterbewusstsein kann man nicht einfach mit einem Schalter auf positive Botschaften programmieren.

Zum Beispiel sind solche Botschaften nur gut gemeinte Vorsätze:

- denke positiv!
- mache dir keine Sorgen!
- denke an etwas Schönes!
- wird schon nicht so schlimm sein!

Es sind Worthülsen ohne Substanz!

Das funktioniert nicht. Das Unterbewusstsein lässt sich nicht betrügen! Wir sind das Unterbewusstsein!

Das Unterbewusstsein können wir dagegen mit großer Wahrscheinlichkeit bewegen:

- mitzuarbeiten
- Ideen zu produzieren und
- uns „sehend" zu machen

Das wird besonders gut gelingen, wenn wir uns selbst Fragen stellen und überlegen, die speziell die eigene Situation analysieren.

Solche Fragen gehen direkt in unser Unterbewusstsein!

Eine erfolgreiche Arbeit unseres Unterbewusstseins können wir daran ablesen, wenn uns plötzlich und unerwartet Ideen kommen. Vielleicht lesen wir jetzt auf einmal bestimmte Artikel und Bücher, die uns früher nicht aufgefallen waren, die uns nicht interessierten

Jeder Mensch hat Ideen. Es sind oft Anstöße aus dem Unterbewusstsein!
Viele Menschen sagen, dass sie keinen Wecker brauchen. Sie müssen sich selbst – und damit dem Unterbewusstsein - nur sagen, wann aufzustehen ist.

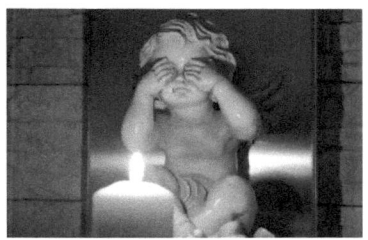

Ich bemerke die Hilfe meines Unterbewusstseins zum Beispiel dann, wenn ich an irgendeinem Text schreibe und es mir nicht gut gelingt, etwas treffend zu formulieren oder ein aussagekräftiges Bild zu finden.

In einem solchen Fall beschäftige ich mich zunächst mit einer ganz anderen Arbeit, allerdings mit den noch offenen Fragen im „Hinterkopf" wie z.B.:

- Warum passen die Absätze nicht zusammen?
- Warum ist das nicht logisch?
- Was fehlt da zum Verständnis? Welches Bild wäre gut?

Irgendwann kommt dann bestimmt eine Idee, weil ich mich, und damit automatisch das Unterbewusstsein, für dieses Problem sensibilisiert habe.

Dieses Phänomen funktioniert in allen Bereichen unseres täglichen Lebens.

Bei unserem Thema steht die Gesundheit im Vordergrund:
- Gesundheit bewahren
- Gesundheit wiedererlangen
- wieder zu Kräften kommen
- unser Leben mit besten Kräften meistern

Die allererste grundsätzliche Frage, die wir uns, und damit automatisch unserem Unterbewusstsein, stellen sollten, ist:

> Wie gewinnen wir wieder mehr Autonomie und Selbstbestimmung über unser persönliches Schicksal?

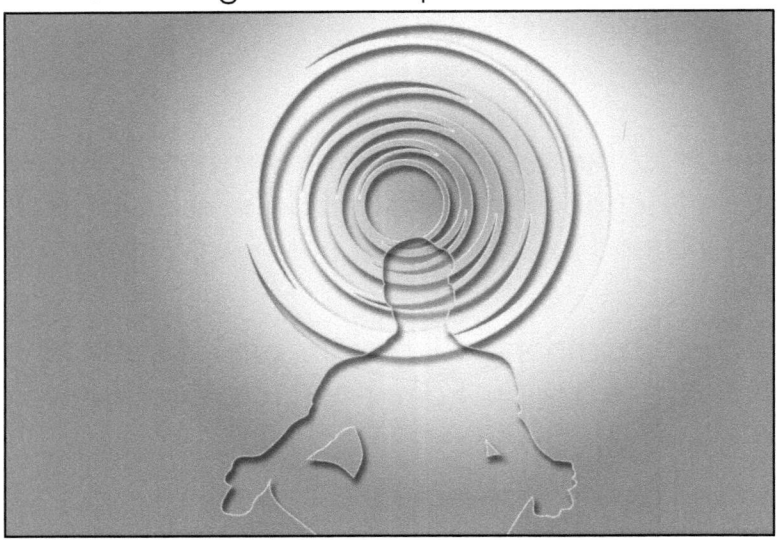

Diese Frage gilt generell: Es geht um uns persönlich, wir fragen uns offen, wir fragen ohne Einschränkungen und schlechten Gewissens. Wir fragen nicht:
- den lieben Gott
- unsere Eltern
- unseren Partner
- unsere Kinder
- unseren Nachbarn,

sondern fragen nur uns höchst persönlich. Es geht um unsere Selbstbestimmung! Es ist unsere Autonomie.

Wer da bereits Zweifel hat, der sollte sich zunächst fragen, was denn seine Selbstbestimmung einschränkt und warum das so sein muss?

Das Unterbewusstsein ist ehrlich, wir können ihm nichts vormachen.

Autonomie, Selbstbestimmung, ist besonders bei Gesundheitsfragen wichtig. Wie können wir Autonomie gewinnen oder zurückgewinnen? Was könnten wir zur Verbesserung unserer Kompetenz fragen?

Ich biete dazu folgende Frage und zugleich eine mögliche Antwort an, die sehr viel mit den Ausführungen zur Quantenphysik zu tun hat.

> ➢ Warum ist Krankheit nicht immer ein Unglück, sondern manchmal auch ein Segen.

Warum ist Krankheit nicht immer ein Unglück, sondern manchmal auch ein Segen

Der Quanten-Physiker Dürr sagt über die Wirklichkeit, dass sie nicht festgeschrieben ist: Die Wirklichkeit **IST** nicht, **sie wirkt!**

Das Wort **IST** ist eine Festlegung, ein fester Zustand. Wenn wir diese Festlegung auf Gesundheit oder Krankheit, auf gesund oder krank anwenden, dann „schrauben" wir einen Zustand fest, der nur einen winzigen Augenblick besteht.

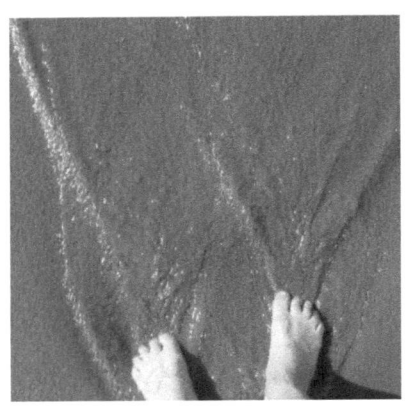

Das kann zu falschen Schlussfolgerungen führen, da insbesondere lebende Systeme sich in einem ständig fortschreitenden Prozess befinden.

Dieser winzige kleine Augenblick ist schon in kürzester Zeit Vergangenheit, weil alles in uns fließt, ständig in Bewegung ist und sich verändert.

In jeder Sekunde:

- fließen 16 Liter Blut, Lymphe und verschiedene Verdauungssäfte durch unseren Organismus
- werden Fremdstoffe
    - abgewehrt
    - bekämpft
    - neutralisiert
    - entgiftet
    - ausgeschieden
    - schadlos zunächst im Körper abgelagert

- werden Zellen erneuert
- werden alte Zellen entsorgt
- werden in unserem Körper sekundenschnell:
  - Informationen ausgetauscht
  - Gedanken, Gefühle gesendet, empfangen, verarbeitet oder in die Dunkelkammer unseres Unterbewusstseins geschoben

Wir haben es also mit einem sich ständig ändernden Prozess in unserem Körper, aber auch bei unseren Gedanken zu tun.

Prof. Dr. Heinrich Reckeweg (1905-1985) hat die körperlichen Vorgänge in seiner Homotoxikologie (der Lehre von den Menschengiften) medizinisch so definiert:

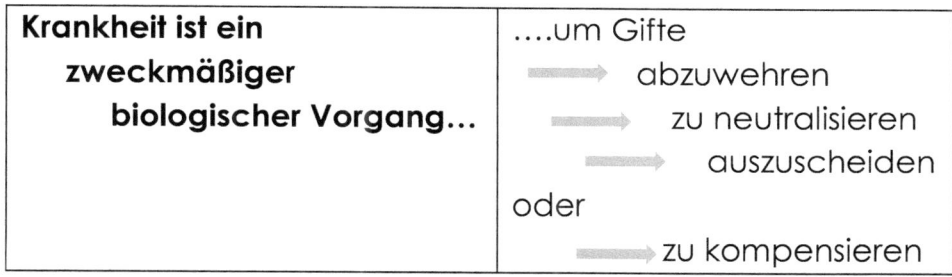

In seinem System hat Reckeweg alle Krankheiten in zwei große Gruppen eingeteilt. Die erste Gruppe enthält Krankheiten, die eine gute bis sehr gute Selbstheilungstendenz haben, weil z.B.:

➢ Fieber, Entzündungen und Ausscheidungen in der Regel positive Instrumente des Körpers sind, die sich mit
  - Giften, Viren, Bakterien, Umweltgiften auseinandersetzen.

Wäre das nicht so, dann könnten biologische Systeme nicht überleben!

Es ist und wäre absurd, wenn man versuchen wollte, alle Menschen vor den vielfältigen Gefahren dieser Welt zu schützen.

Gleichwohl suggeriert die Medizin-Industrie, es tun zu können, wenn man z.B. alle Menschen impft und mit Medikamenten versorgt.

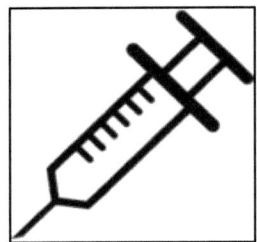

Das funktioniert aber nicht, das schädigt auf Dauer die körpereigenen Abwehr-Instrumente und macht Menschen auf Dauer abhängig von chemischen Arzneien, die letztlich ins chronische Siechtum führen.

Dagegen kann unser Organismus mehr leisten, als wir ihm zutrauen. Lebende Systeme leben, weil sie sich entwickeln, sich anpassen, lernen, sich zu wehren. Sie haben die besten natürlichen Instrumente, die wir missverständlich „Krankheit" nennen.

Ich finde es sehr beruhigend, dass viele Krankheiten schon auf den ersten Blick Sinn machen. Das beruhigt und kann uns in vielen Fällen unabhängig vom Arzt machen: Denn Krankheit ist – in der Regel- ein zweckmäßiger Vorgang!

Das ist tatsächlich bei normalen Kinderkrankheiten der Fall, wie auch meistens bei Grippe, Erkältungs-und auch vielen Infektionskrankheiten.

Wie kann ich mit der Kraft meiner Gedanken das Gesundheitsgeschehen in meinem Körper fördern?

Wir haben einen groben Einblick bekommen, wie unser Körper sich gegenüber Menschen-Giften (Homotoxinen) verhält.

Das Gesundheitsprinzip, oder auch Überlebensprinzip, lebender Systeme besteht – wie vereinfacht dargestellt- darin, Menschengifte zu neutralisieren. Nur so können wir leben und überleben!

Das ist eine gute Nachricht. Das eröffnet uns viele Möglichkeiten, mit der Kraft unserer Gedanken direkt und unmittelbar über den überall existierenden Zwischenzellraum auf das Gesundheitsgeschehen einzuwirken.

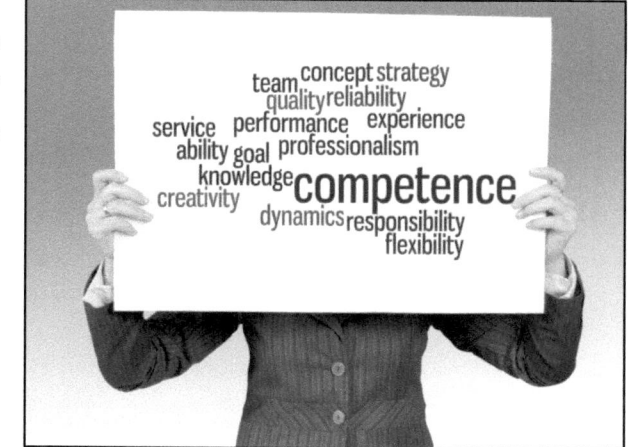

Wir können uns also selbst einmischen, wir müssen nicht immer den Hausarzt belästigen.

Wir haben **Beurteilungskompetenz** gewonnen.

Wir können uns fragen, wie kann ich selbst aktiv werden, was kann ich selbst machen?

Das beschäftigt sofort unser Unterbewusstsein. Das macht uns offen für Informationen.

Wir, das heißt unser Unterbewusstsein und wir, wir sind von einem „geschlossenen System" in ein offenes übergangen.

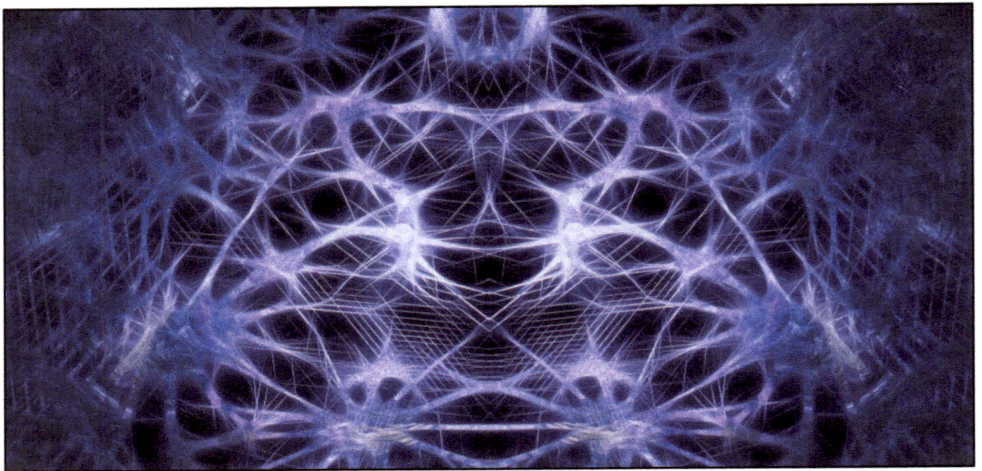

Wir sind neugierig geworden, unsere Gedanken sind „angeknipst", sie sind aktiviert, sie beschäftigen sich ständig und unbewusst mit den Fragen, die wir ihnen stellen.

Unmerklich werden wir angeschoben, Passivität und Müdigkeit verschwinden, es kommt Interesse auf. Wir erleben eine vegetative Gesamtumschaltung, eine Stimmungsaufhellung!

Diese Umschaltung, diese Stimmungsaufhellung erfasst den gesamten Organismus, und zwar sehr schnell, über den Zwischenzellraum. Informationen und Botenstoffe können schlagartig alle:

- Gewebe
- Organe
- Muskeln und
- Nervenfasern

erreichen.

Auch unsere Gedanken und Gefühle sind Informationen! Denken wir an die Sprichworte:

- Der Ärger ist mir auf den Magen geschlagen
- Das ist mir an die Nieren gegangen

Ärger, Stress, Gefühle, Zuversicht und sonstige Empfindungen haben auf diesem Wege direkten Zugang in alle Regionen unseres Körpers.

Der Nierenmeridian, bekannt aus der Akupunkturlehre, reagiert sensibel auf:

- Stress,
- geistige Anstrengung und
- Gefühle

Ich habe bei Patienten in den letzten Jahrzehnten eine zunehmende Druck-Schmerzempfindlichkeit im Reflexzonenbereich der Niere, bei N1, dem ersten Akupunkturpunkt des Nierenmeridians, festgestellt.

Wenn wir das bei uns feststellen, dann sollten wir aktiv werden. Wir können zum Beispiel:

- durch autogenes Training Wärme in die Füße leiten
- ein ansteigendes, warmes Fußbad nehmen und
- mit einer Wärmflasche den Nierenbereich erwärmen

Ich wende z.B. jeden Morgen eine heiße Dauerbrause an. Bei gebeugtem Rücken richte ich den Duschstrahl längere Zeit auf den Bereich der Nieren.

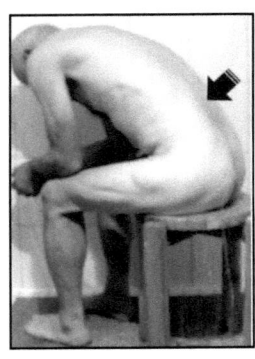 Es ist verrückt, aber wahr. Ich fange in dem Augenblick gut gelaunt an zu summen, meistens immer dasselbe Lied aus der Studentenzeit.

Solche Maßnahmen wirken gezielt und doch ganzheitlich auf uns. Wir merken sofort eine wohltuende Wirkung. Manchmal genügt schon der Gedanke an solche Maßnahmen. Schon freuen wir uns darauf und entspannen. Wir spüren, wie die Energie unserer Aufmerksamkeit folgt.

Auf diese Weise entsteht eine Art Aufwärtsspirale: Wir tun etwas. Das aktiviert! Weil wir etwas tun können, steigt wiederum unsere Stimmung. Das wiederum führt zu neuer Tatkraft, Neugier, Aufbruch und es schult unsere Beobachtungsgabe.

Plötzlich beachten wir auch weitere Informationen, die es früher zwar auch schon immer gab, denen wir aber nie Aufmerksamkeit geschenkt hatten.

Kleine Zusammenfassung

Ich wiederhole jetzt noch einmal das Wichtigste:

Die Macht und die Kraft unserer Gedanken nutzen zu können, hat immer etwas auch mit Wissen und vor allem mit Fragen zu tun. Gedanken lassen sich nicht befehlen, manipulieren schon gar nicht.

Bei unserm Thema ist das Wissen über die Zusammenhänge von Gesundheit und Krankheit, so wie ich es dargestellt habe, eine sehr wichtige Voraussetzung für einen erfolgreichen Einsatz unserer Gedanken.

Wenn wir verinnerlichen können, dass:

- Krankheit keine feste, negative und festgeschraubte Wirklichkeit ist
- Krankheit ein Prozess ist
- Krankheit vielfach ein zweckmäßiger Vorgang ist, um Gifte
    - abzuwehren
    - zu neutralisieren
    - auszuscheiden
    - zu kompensieren oder
    - zu deponieren

dann verstehen wir viel besser die uns innewohnende Heilungskraft.

Die Abläufe zu verstehen, heißt nicht unbedingt, sie gut zu finden, denn Fieber, Husten, Heiserkeit, sind nur lustig in der Fernsehwerbung. Aber einen Zusammenhang zu verstehen ermöglicht uns, aktiv zu werden.

Die Botschaft ist: Ich kann etwas tun! Ich kann die Aufmerksamkeit auf meinen Körper lenken. Ich kann ihn geschulter beobachten:

- wie reagiert er?
- was bekommt ihm?
- was bekommt ihm nicht?
- was tut ihm gut?
- wie kann ich Stress abbauen?
- wie kann ich besser schlafen?
- wie kann ich meinen Parasympathikus stärken?

Ich erinnere an die Experimente am Anfang. Wir haben beobachtet, wie die Hand größer wird, weil wir uns vorstellten, dass sie größer wird. Wir hatten unsere Aufmerksamkeit konzentriert darauf gerichtet. Die Energie folgte der Aufmerksamkeit.

Genauso können wir unser Unterbewusstsein aktivieren, damit es sich mit unseren Fragen beschäftigt.

Das Unterbewusstsein, und damit die Kraft unserer Gedanken, wird beginnen, erfolgreich für uns zu arbeiten. Wenn unsere Fragen gut konkretisiert und speziell sind, können unsere Gedanken besonders gut arbeiten. Unsere Neugier wird geweckt für die Dinge, die wir bisher nicht beachteten.

Wir werden uns wundern, was wir plötzlich alles:

- sehen
- lesen
- beobachten und
- erfolgreich angehen werden

Wer dagegen von vornherein sagt:

- ich kann das nicht
- das geht nicht
- das ist zu schwer
- das gelingt mir nicht
- ich weiß es nicht
- ich habe keine Idee

wird selten eine Botschaft, eine Motivation aus dem großen Potential unserer Gedanken erhalten. Das Fenster ist zugemacht, das Unterbewusstsein zur Passivität verurteilt. Wir müssen es öffnen!

Wir können auch nicht erwarten, dass allein durch Entspannungsübungen die Gedanken nur so purzeln. Entspannung ist gut, aber es müssen auch Fragen zu unserem Problem gestellt werden.

Wer zum Beispiel viel unter Infekten leidet, sollte sich bereits vor der nächsten Erkrankung mit seinem Problem beschäftigen. Er

- könnte nach Ursachen forschen
- kann sich fragen, wie kann ich mein Immunsystem stärken?

Es gibt viele einfache Selbsthilfemöglichkeiten. Ich verweise auch auf meinen Ratgeber: Grippe, Erkältungs- und Infektionskrankheiten.

An dieser Stelle möchte ich betonen:
Bewusstsein, Unterbewusstsein gehören zu unserem Körper. Alles zusammen sind wir. Wir sind eine Einheit, ein Ganzes! Das Unterbewusstsein arbeitet so gut und so schlecht, wie wir bewusst denken und fragen. Es ist Teil von uns, es ist keine dritte Person, der wir Verantwortung übertragen können.

Wir müssen uns also schon selbst:

- bemühen
- informieren
- überprüfen

Das Unterbewusstsein kann uns aktiveren, motivieren. Es macht uns sensibel, wenn wir

- uns öffnen und
- unvoreingenommen Fragen stellen

Wir werden dann mehr sehen, mehr zuhören, wir werden feste Überzeugungen hinterfragen.

Wir sagen nicht gleich immer:

- „Das stimmt" oder „das stimmt nicht"
- „das ist gut und das ist schlecht"

Denken wir an die Quantenphysik, an das „sowohl als auch", nicht an das „richtig oder falsch".

Nur wenn wir bereit sind, alles in Frage zu stellen, unvoreingenommen zu prüfen, werden wir uns öffnen und damit neue Energien freisetzen können.

Nichts bleibt wie es ist: die Wirklichkeit IST nicht, sie wirkt! Alles verändert sich: „Panta rhei" (nach dem griechischen Philosophen Heraklit)- **„Alles fließt"**.

Goethe drückte es in einem Gedicht so aus:

„Gleich mit jedem Regengusse
Ändert sich dein holdes Tal
Ach, und in demselben Flusse
Schwimmst du nicht zum zweiten Mal"

Eine Gesellschaft kann verkrusten. Überzeugungen, unverrückbare Glaubensgrundsätze, in Stein gemeißelte Gesetze, Verbote und Gebote können die freie Entfaltung unserer Gedanken, unserer Ideen behindern.

Nur wer bereit ist, eigene Überzeugungen und Erfahrungen auf Gültigkeit zu überprüfen, gegebenenfalls über Bord zu werfen, kann erwarten, dass sein Unterbewusstsein sich frei entfaltet.

Es könnte viel Ballast sichtbar werden. Ballast macht nicht nur jedes Schiff langsam und träge.

Das Unterbewusstsein macht uns, von Ballast befreit, sehender! Wir werden rein „zufällig":

- neue Ideen haben
- neue Ansätze und Möglichkeiten entdecken um bestimmte Probleme lösen zu können, auf die wir zuvor nie gekommen waren
- mehr Kraft und Aufbruchsstimmung verspüren, aktiver werden

➤ Das Unterbewusstsein wird sich uns aber nicht für Ideen und Vorschläge öffnen, die gegen unsere festen Überzeugungen stehen. Denn das Unterbewusstsein sind wir selber!

Unverrückbare Grundsätze behindern die freie Entfaltung unserer Gedanken und unseres Unterbewusstseins. Sie wirken wie eine Bremse, sie sind ein Denk- und Lösungsverbot.

Unsere Gedanken sind frei, wir sind frei und wir allein haben die Verantwortung für uns. Wir haben die Entscheidungskompetenz über unseren Körper. Wir sind autonom in dieser Frage. Das ist eigentlich selbstverständlich, aber diese Tatsache, wenn wir sie wirklich verinnerlichen, kann uns viele Ängste und Sorgen nehmen.

Wir müssen nicht in Sachen Gesundheit bei jeder Kleinigkeit zum Arzt gehen. Wir können vielfach selber etwas tun.

Schnupfen? Drei Tage kommt er, drei Tage braucht er, drei Tage geht er! Benötigen wir da abschwellende Nasentropfen? Nein, natürlich nicht.

Die Nasenschleimhäute schwellen an, weil sie damit Gifte, Bakterien unschädlich machen und zuletzt mit dem Nasenschleim ausscheiden. Ist doch prima, etwas unangenehm, aber zweckmäßig.

Dieses Prinzip gilt für viele Krankheiten. Krankheiten sind in den meisten Fällen zweckmäßig. Auch vor einer akuten Grippe braucht man im Grunde keine Angst zu haben.

Jeder kann selbst eigene Maßnahmen durchführen, die oft wirksamer und nachhaltiger sind als chemische Grippemittel und Grippeimpfungen. Ich habe es in meinem Selbsthilfebuch: „Grippe, Erkältungs-und Infektionskrankheiten-jetzt helfe ich mir selbst!" ausführlich beschrieben.

Auf diese Weise können wir bei vielen Erkrankungen selbst etwas tun und

bei schwierigen Fällen ärztlich notwendige Maßnahmen unterstützen.

Ich habe in meinen kleinen Selbsthilfebüchern viele Möglichkeiten beschrieben:

- Wie stärke ich mein Immunsystem?
- Bluthochdruck – Therapie ohne Nebenwirkungen
- Schlafstörungen- Gesunder Schlaf- Gesundes Leben

Bauchgefühle

Ich habe im Internet unzählige Suchergebnisse zur Thematik Bauchgefühle mit unterschiedlichen Themen gefunden: Bauchentscheidungen, Schwangerschaft, Hebammenwissen, Shopping, Verdauungsprobleme, Bauch-Intelligenz und Macht der Intuition, wie der Bauch beim Denken hilft.

28 Redensarten habe ich zum Thema Bauch, Magen und Gefühle gefunden. Folgende sind interessant:

- aus dem Bauch heraus
- mein Bauch sagt mir
- in flaues Gefühl im Magen haben
- Schmetterlinge im Bauch
- ➢ EIN VOLLER BAUCH STUDIERT NICHT GERN
- etwas liegt mir schwer im Magen
- das stößt mir sauer auf
- das finde ich zum Kotzen

Wenn also Gedanken, Gefühle, Ärger auf diese Weise eine direkte Wirkung z.B. auf den Magen haben, dann ist es logisch, dass es auch eine umgekehrte Wirkung vom Magen auf unser Gemüt, unsere Stimmung, auf unsere Gedanken geben muss.

„Ein voller Bauch studiert nicht gern", diese Redewendung drückt es wunderbar aus.

Diese Wechselwirkungen zwischen „körperlicher und geistiger Materie" sind vorhanden, wie auch immer wir Körper und Geist beschreiben oder definieren.

Diese Wechselwirkung ist Fakt. Sie funktioniert in beide Richtungen:

- Schlechte Stimmung schlägt mir auf den Magen
- ein Wohlgefühl im Magen erzeugt gute Stimmung, aktivert mich

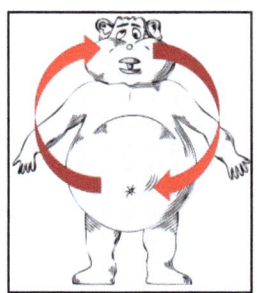

Aber ACHTUNG: Viele Menschen meinen, sie können sich mit Schokolade und Süßigkeiten oder opulenten Mahlzeiten trösten und Wohlbefinden erzeugen. Dieser Weg ist kein guter Weg! Erstens ist der „Bonbon" schnell gelutscht und zweitens erzeugt er eine neue Unterzuckerung und damit neuen Frust.

Insbesondere Bonbons, Zucker, Feinmehle, Kuchen aller Art, rufen wegen ihres hohen Anteils von raffinierten Kohlehydraten (die praktisch nur Zucker darstellen) mehr Insulin ab als gebraucht wird. Dadurch entsteht ein Überschuss an Insulin im Blut, der den Blutzucker stark senkt. Die Unterzuckerung programmiert den Körper auf neuen „Heißhunger für Süßes".

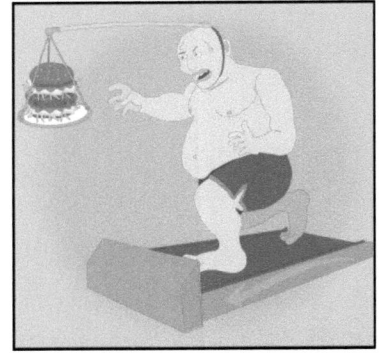

Auf diese Weise, zunächst unmerklich, entsteht eine, sich immer weiter aufschaukelnde, „Frust-Fress-Beziehung", die uns in Wirklichkeit nicht glücklich, nicht ausgeglichen und zufrieden macht.

Im Gegenteil: Letztlich fühlen wir uns überhaupt nicht mehr gut, und zudem schlafen wir auch noch schlecht.

Wer in eine solche Insulin-Zucker-Schaukel geraten ist, wird es sehr schwer haben, davon wieder herunter zu kommen. Er sollte sich naturheilkundlich beraten lassen.

Informationen findet man auch in meinem kleinen Büchlein: „Wie stärke ich mein Immunsystem? Oder: Leiden auf Rezept?"- Was kann ich selber tun?"

Zu unserem heutigen Thema möchte ich noch betonen, dass es bei der Wechselbeziehung: „Schlechte Stimmung schlägt auf den Magen" auch die umgekehrte Wirk-Richtung gibt: „Leichter Magen" fördert gute Stimmung, macht frohe Gedanken, motiviert und aktiviert mich".

Auf diesem Wirkungs-Weg, vom Bauch zu Seele, zu Gefühl und Geist erreichen wir viel mehr als jedes Medikament aus der pharmazeutischen Industrie überhaupt leisten kann.

Ich schlage zwei konkrete Maßnahmen vor, die man sofort, ohne große Kenntnisse, ausprobieren kann, die ohne irgendwelche Nebenwirkungen sind:

1. Regelmäßige Bauchbehandlungen zur Aktivierung von Bauchatmung, Entgiftung und Zwerchfellpumpe

Unser Bauch hat, wie wir wissen, vielfältige Funktionen. Viele Menschen denken dabei aber nicht gerade an die Bauchatmung, die oft verkümmert ist. Besonders Stress, Ärger, Wut verkrampfen den gesamten Bauchraum:

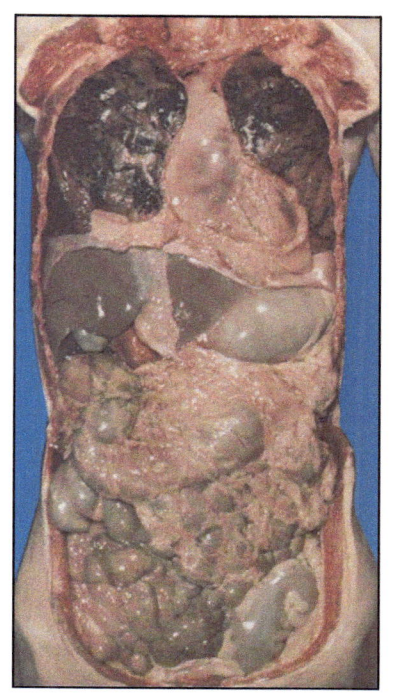

- die Bauchdecke ist angespannt
- die Atmung ist flach
- die Sauerstoffversorgung über die Lunge ist eingeschränkt und
- die Zwerchfellpumpe ist wegen Flachatmung verkümmert
- der zusätzliche Motor, die Zwerchfellpumpe, kann Herz und Kreislauf nicht entlasten

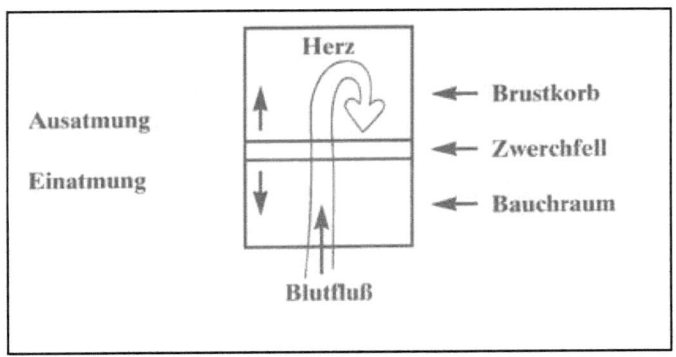

Wir können durch tägliche Übungen die Bauchatmung verbessern und damit auch die Zwerchfellpumpe kräftigen. Die vereinfachte Bauchbehandlung demonstriere ich kurz, sie muss im Bauch-Atemrhythmus erfolgen.

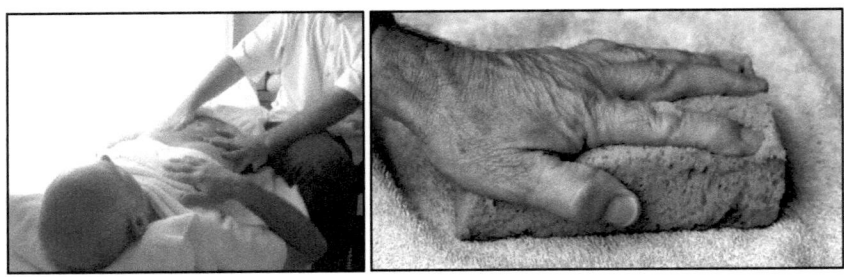

2. Verdauliche Esskultur

Über die Notwendigkeit einer verdaulichen Esskultur habe ich unter anderem auch in meinem Büchlein „ Wie stärke ich mein Immunsystem" geschrieben.

Die Esskultur ist auch nur eine Teilmaßnahme zur Sanierung des gesamten Verdauungs- und Immunsystems.

Ohne Esskultur keine Verdauung und Ernährung: „Wir verhungern an vollen Töpfen!"

Für unser Thema ist eine gute Esskultur besonders wichtig und unverzichtbar. Wir müssen immer gegenwärtig haben, dass Körper und Geist eine Einheit bilden und dass kleinste Reize blitzschnell über den Zwischenzellraum vermittelt, überall im Körper wahrgenommen werden und auch Reaktionen auslösen können.

Es ist während der Mahlzeiten zu beachten, dass sie in Ruhe eingenommen werden. Wenn während des Essens diskutiert wird, fern gesehen, laute Musik gehört oder gar gestritten wird, dann dürfen wir uns nicht wundern, wenn wir:

- uns schlecht und schlapp fühlen
- immer über Müdigkeit klagen
- keinen Schwung mehr haben
- schlechte Träume haben
- miserabel schlafen
- wir uns krank fühlen, obwohl der Doktor „nichts gefunden" hat
- uns unser Unwohlsein nicht erklären können

Wenn nur einige dieser Punkte bei uns zutreffen, dann sollten wir über unsere Esskultur dringend nachdenken.

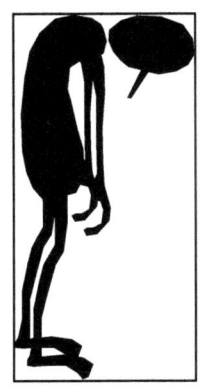

Dabei hat die Esskultur in erster Linie nichts mit dem schön gedeckten Tisch zu tun.

Eine angenehme Umgebung lädt jedoch ein zu verweilen, genüsslich zu speisen. In Ruhe! Alle Personen sind entspannt, alle haben Zeit zu essen.

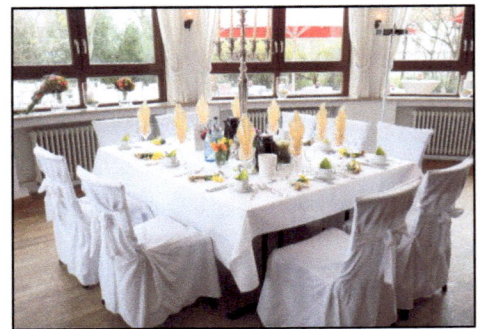

Vergleichen wir dieses Bild, wie jemand auf einem lauten Jahrmarkt einen Big Mac verzehrt.

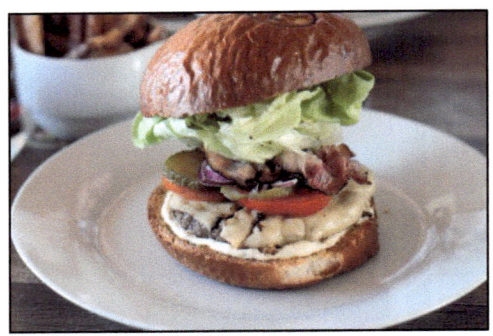

Aber auch zu Hause bekommen uns die Mahlzeiten auf Dauer nicht, wenn wir unser Essen bei lauter Musik, Fernsehen, Streit und Ärger hinunterschlingen. Nicht nur der Magen, sondern das gesamte Verdauungssystem wird diesen Stress auf Dauer nicht aushalten.

Diesem Wahnsinn können wir nur entgehen, wenn wir eine Esskultur pflegen, die zwei Bedingungen ausnahmslos erfüllt:

1. in Ruhe zu essen
2. jeden Bissen, ohne Ausnahme, 30mal kauen

Wer dies gewissenhaft befolgt, der wird bereits nach 14 Tagen eine körperliche Erleichterung und eine Stimmungsaufhellung verspüren. Da bin ich ganz sicher.

Wer aber bereits erhebliche gesundheitliche Probleme hat, der sollte sich alle in meinem Buch aufgeführten Maßnahmen zusätzlich ansehen, denn Ernährung ist mehr als Nahrung aufzunehmen.

Ernährung ist: Nahrung mal Verdauung!

Das heißt, nur **das**, was wir auch verdauen können, ernährt uns. Was wir darüber hinaus aber in uns „hineinstopfen" macht uns krank und den Doktor reich.

Medizinisch kann man es auch so ausdrücken: Dass, was von der Nahrung nicht einwandfrei verstoffwechselt werden kann, bleibt im Körper, wird insbesondere in den Zwischenzellraum verschoben, dort deponiert. Das überlastet den Zwischenzellraum. Eine Überlastung des Zwischenzellraumes kann zu einer teilweisen Blockierung des autonomen Nervensystems führen.

Das behindert dann auch die Kraft und Wirkung unserer guten Gedanken.

Die Kraft unserer Gedanken- Heilung durch Autosuggestion

Für mich ist es nicht überraschend, dass der bekannte Mayr-Arzt Dr. Erich Rauch (1922-2003), der seit 1976 im Gesundheitszentrum Golfhotel am Wörther See vielen Menschen zu neuer Darmgesundheit verholfen hat (siehe Info-Kasten), sich auch mit dem Thema „Autosuggestion und Heilung" beschäftig hatte.

Dr. Rauch hatte sich, als Schüler von Dr. Franz Xaver Mayr, besonders um die Weiterentwicklung der Mayr-Diagnostik und Mayr-Therapie verdient gemacht. Die Mayr-Therapie ist auf den gesamten Verdauungsapparat ausgerichtet.

Noch heute arbeiten in vielen Ländern Mayr-Ärzte erfolgreich nach diesem System, das auf eine natürliche Art und Weise über eine Darm-, Blut-, und Säftereinigung heilt und regeneriert.

Erich Rauch wurde in Graz als Sohn eines praktischen Arztes geboren. Nach mehrjähriger Kriegsgefangenschaft schloss Rauch sein Medizinstudium erst 1950 in Wien ab. In der Zeit der Ausbildung zum praktischen Arzt lernte Rauch den österreichischen Mediziner Franz Xaver Mayr und dessen Diagnostik – und Regenerationstherapien kennen und entwickelte als dessen Schüler in den folgenden Jahren die Franz Xaver Mayr-Kur weiter.[1] Rauch setzte zusätzlich Massagen, Naturheilverfahren, Homöopathie und Reflextherapien ein. Er entwickelte Speisen für die „Milde Ableitungsdiät" in der Mayr-Kur, ein Standardwerk für die Mayr-Mediziner.

Nach mehr als 20 Jahren ambulanter Praxis in Wien grün-

> dete er zusammen mit dem deutschen Unternehmer Rolf
> Deyhle am 1. August 1976[2] das erste stationäre Zentrum
> für die Franz Xaver Mayr-Kur, das „Gesundheitszentrum
> Golfhotel am Wörther See"[3]. Rauch war bis zu seiner Pensionierung dort der erste ärztliche Leiter. Aber auch danach unterstützte er bis zu seinem Tod tatkräftig das Ärzteteam des *Gesundheitszentrums Golfhotel am Wörther See*. Neben seiner Arbeit als Arzt schrieb Rauch mehrere weltweit bekannte Standardwerke zur F.X. Mayr-Medizin. Im Bereich der Psychotherapie arbeitete er ebenfalls und verfasste ein Lehrwerk zur Autosuggestion als begleitende Maßnahme einer ärztlichen Therapie. Ferner schrieb er eine Kurzanleitung zur Autosuggestion.

Dr. Rauch war sich bewusst, dass der Bauch nicht nur ein Zentrum von Verdauung, Stoffwechsel und Ausscheidung ist, sondern auch ein Zentrum von Gefühlen im weitesten Sinne. Er beschäftigte sich mit der Autosuggestion nach Emil Coué (1857-1926).
Die Autosuggestion nach Coué ermöglicht es, innere Selbstheilungskräfte wieder „ins Lot zu bringen", zu aktivieren.
Dr. Rauch hat die Autosuggestion nach Coué gezielt für die Praxis weiterentwickelt. (Quelle im Anhang).

Ich gehe nachfolgend, kurzgefasst, auf die mir in unserem Zusammenhang wichtigsten der 10 Selbsthilfe-Übungen aus dem Anleitungsheft von Dr. Rauch ein:

1. Anleitung
TÄGLICHE BOTSCHAFT
(20mal) an das Unterbewusstsein:

„ ES GEHT MIR MIT JEDEM TAG - IN JEDER HINSICHT – IMMER BESSER UND BESSER!"

Bemerkung: Diese Formel beschreibt keinen jetzt bestehenden Zustand, sondern setzt etwas in uns in Bewegung.

2. Anleitung   KONZENTRATIONSHILFE

Da oft Zweifel und ein kritischer Verstand die Suggestion behindern oder unwirksam machen können, ist eine Konzentrationshilfe wie bei einem Abzählreim sehr nützlich. Ich benutze einfach die Fingerknöchel meiner linken Hand, die ich bei jeder Aussage mit einem Finger der rechten Hand antippe:

- Es geht mit jedem Tag...
- in jeder Hinsicht...
- immer besser und besser!

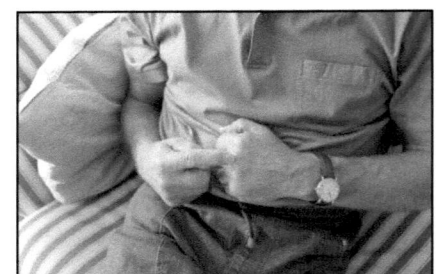

3. Anleitung

ERKENNEN UND VERMEIDEN VON NEGATIVEN FREMDEINFLÜSSEN UND FREMDSUGGESTIONEN

Unmerklich werden wir mit „geistigem Müll" aus Funk und Fernsehen vollgestopft. Daraus entstehen „geistige Gifte" wie Rauch es nennt. Diese geistigen Gifte sollen Macht über unsere Gedanken und unsere Kaufentscheidungen gewinnen, nach dem Motto: Die Gedanken sind die Realitäten von morgen.

Schon 1957 hat der US-amerikanische Konsumkritiker Vance Packard das Buch „Die geheimen Verführer" geschrieben, das auch außerhalb der USA ein Bestseller wurde. Der Untertitel heißt bezeichnender Weise: „Der Griff nach dem Unterbewussten in jedermann"

Auch im privaten Bereich können Schwarzseher, Miesmacher, Missgeschicke viel Pessimismus verbreiten, den wir uns nicht zu Eigen machen müssen. Klagen und Mitjammern hilft in keiner Weise, es lähmt unsere Kräfte und behindert den inneren Arzt.

4. Anleitung   ZIELBILDVORSTELLUNG

Jeder weiß, dass konkrete Bilder mehr aussagen, mehr beeindrucken und mehr Reaktionen auslösen können, als Wort und Schrift. Das gilt sicher auch für unser Unterbewusstsein. Je mehr 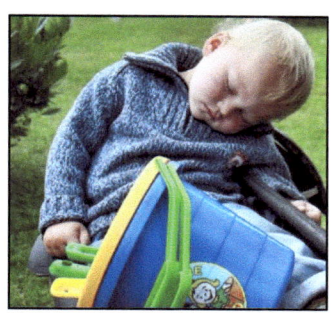 wir unsere Ziele mit Bildern verbinden können, umso besser arbeitet unser Unterbewusstsein, besonders nachts, da es dann ungestörter ist. Nicht nur zum Spaß sagt man: Den Seinen gibt´s der Herr im Schlaf!"

5. Anleitung   WERDE HERR DEINER INNEREN BILDER

Überprüfe alte Bilder auf Wahrheitsgehalt und falsche Überzeugungen. Die Aussage „Das haben wir immer schon so gemacht" kann eine absolut falsche, belastende Aussage sein, die sich tief in unser Unterbewusstsein eingegraben hat. Besser ist die Formel: Tausche belastende Bilder gegen gute.

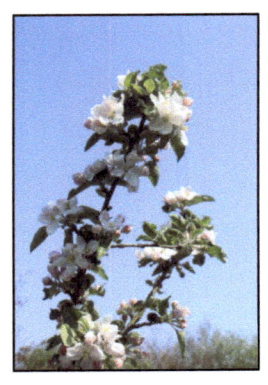
Martin Luther soll gesagt haben: „Auch wenn ich wüsste, dass morgen die Welt zugrunde geht, würde ich heute noch einen Apfelbaum pflanzen."

In diesem Sinne..

Nachwort

Es war mein Anliegen mit Vortrag und Buch „Die Macht der Gedanken" aus dem Bereich der Esoterik herauszuholen, um das Thema vor dem Hintergrund:

- Moderner Physik, Chaosforschung
  (Chaotische, dynamische Systeme sind nicht linear, wie alte Physik und Schulmedizin)
- neuester kybernetisch systemischer Zusammenhänge
- der Forschungen Pischingers über die Grundregulation in lebenden Systemen

möglichst verständlich zu behandeln und deutlich zu machen, dass der Mensch, wie alle biologischen Systeme, ein offenes System ist, das einen ständigen Materie-, Energie- und einen unmittelbaren Informationsaustausch ermöglicht.

Unter dem Gesichtspunkt „Gesundheit" wird deutlich: Man sollte in dieses hochvernetzte, komplizierte kybernetische Fließsystem möglichst wenig mit chemischen Giftstoffen und Arzneien eingreifen, sondern die Macht von Informationen, Gedanken und informeller Medizin wie Homöopathie, Reflexzonen und Akupunktur einsetzen.

Abbildungen

S 63	Der Körperbau des Menschen, Chihiro Yokochi,
S 19	MRT- Gerät. Von KasugaHuang, CC BY-SA 3.0, https://commons.wikimedia.org/w/index.php?curid=680466
S 27	Warze: Von Klaus D. Peter, Wiehl, Germany - Eigenes Werk, CC BY 3.0 de, https://commons.wikimedia.org/w/index.php?curid=5492655
S 34	Hautquaddeln: Von Rainer Wander - Rainer Wander, CC BY-SA 3.0 de, https://commons.wikimedia.org/w/index.php?curid=50401694
Sonstige Abbildungen	- https://pixabay.com/de/photos - Gerhard Bruns

Quellenverzeichnis und lesenswerte Literatur

Verfasser	Titel
Hans-Peter Dürr Marianne Oesterreicher	Wir erleben mehr als wir begreifen
Anton Zeitlinger	Einsteins Schleier – Die neue Welt der Physik
Rolf Froböse	Die geheime Physik des Zufalls
Dr. Paul E. Dennison	Befreite Bahnen
Hans Garten	Lehrbuch Applied Kinesiologie
Thorsten Havener Dr. med. Michael Spitzbart	Denken Sie nicht an einen blauen Elefanten
Thorsten Havener	Denk doch, was DU willst- Die Freiheit der Gedanken
Prof. Dr. Heinrich Reckeweg	Homotoxikologie
Prof. Dr. Heinrich Reckeweg	Schweinefleisch und Gesundheit
Schmid, Rimpler, Wemmer	Antihomotoxische Medizin
Julius B. Fossberg	Pfusch nach Vorschrift Die Irrwege der modernen Medizin
Evans, Thornton, Chalmers, Glasziou	Wo ist der Beweis? Plädoyer für eine evidenzbasierte Medizin
Dr. Erich Rauch	Blut- und Säftereinigung
Dr. Erich Rauch	Heilung der Erkältungs-und Infektionskrankheiten (1967)
Dr. Erich Rauch	Anleitungsheft für Autosuggestion
Dr. Erich Rauch	Lehrbuch der Diagnostik und Therapie nach F. X. Mayr

http://www.fxmayr.com/	Internationale Gesellschaft der Mayr-Ärzte
Dr.med. Sonja Reitz	Heilung in Sekunden durch Narbenentstörung
Michael Werner Thomas Stöckli	Leben durch Lichtnahrung
Dr. Joachim Mutter	Lass dich nicht vergiften
Dr. Joachim Mutter	Gesund oder chronisch krank?
Hans U. P. Tolzin	Macht Impfen Sinn?
Hans U. P. Tolzin	Die Seuchenerfinder
Hans Ulrich Grimm	Die Suppe lügt
Prof. Dr. Pischinger	Das System der Grundregulation
Chihiro Yokochi,	Der Körperbau des Menschen
Dr. Paul Dennison	Befreite Bahnen
Hans Garten	Lehrbuch Applied Kinesiology
Jochen M. Gleditsch	Reflexzonen und Somatotopien
Vernon Colemann	Wie Sie Ihren Arzt abhalten, Sie umzubringen
Jörg Blech	Die Krankheitserfinder- Wie wir zu Patienten gemacht werden
Gerhard Bruns	Bluthochdruck- Therapie ohne Nebenwirkungen
Gerhard Bruns	Schlafstörungen, Gesund schlafen - gesundes Leben
Gerhard Bruns	Wie stärke ich mein Immunsystem? Oder: „Leiden auf Rezept?" - Was kann ich selber tun?

Über den Autor

Gerhard Bruns: geb.1940, Studium des Bauwesens an der TU Braunschweig, Dipl. Ing., Tätigkeit im Auslandsstraßenbau bei einer Ingenieurgesellschaft. Leitender Beamter in einem Landesministerium für Wirtschaft und Verkehr. 1975- 1980 Studium Naturheilkunde u.a. bei Dr. Gerhard Ohlenschläger , Frankfurt, und seitdem bis 1999 nebenberufliche Praxis als Heilpraktiker. Seit 2002 Vorträge. 2003 Mitbegründer des Butjadinger Forum Naturheilkunde und Medizin. Buchautor und Beratungen zur Selbsthilfe auf Grundlage der Mayr-Diagnostik und Therapie.

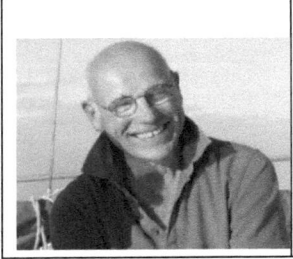

Lerchenstraße 11
26969 Butjadingen- Burhave
Tel.: 0049- 4733-323
Mail: gerhard.bruns@t-online.de
Internet: www.gerhard-bruns.de
www.butjadinger-forum-naturheilkunde.de

Folgende weitere Bücher sind veröffentlicht:
Bluthochdruck – Therapie ohne Nebenwirkungen!
 (ISBND 978-3-7322-8928-8)
Schlafstörungen Gesundes Schlaf - Gesundes Leben
(ISBND 978-3-738608335)
Wie stärke ich mein Immunsystem? Oder: „Leiden auf Rezept?"- Was kann ich selber tun?
 (ISBND 978-3-7357-8065-2)
Wattenmeer – Butjadingen am Weltnaturerbe (Bildband, Eigenverlag)
Bilder Butjadingen, binnendieks-butendieks (Bildband Eigenverlag)